MICROBIOLOGIA PRÁTICA
Aplicações de aprendizagem
de microbiologia básica
Bactérias, Fungos e Vírus
2ª edição

BIBLIOTECA BIOMÉDICA

"Uma nova maneira de estudar as ciências básicas, na qual o autor brasileiro e a nossa Universidade estão em primeiro lugar"

ANATOMIA HUMANA
Dangelo e Fattini – Anatomia Básica dos Sistemas Orgânicos, 2ª ed.
Dangelo e Fattini – Anatomia Humana Básica, 2ª ed.
Dangelo e Fattini – Anatomia Humana Sistêmica e Segmentar, 3ª ed.
Di Dio – Tratado de Anatomia Aplicada (coleção 2 vols.)
  Vol. 1. Princípios Básicos e Sistemas: Esqueléticos, Articular e Muscular
  Vol. 2. Esplancnologia
Platzer – Atlas de Anatomia Humana – Indicado para os Cursos Básicos
  de Reabilitação, Fisioterapia, Educação Física e Medicina
  Vol. 1. Aparelho de Movimento
  Vol. 2. Esplancnologia
Severino – Sinopses Anatômicas, 2ª ed.

BIOESTATÍSTICA
Sounis – Bioestatística

BIOFÍSICA
Ibrahim – Biofísica Básica, 2ª ed.

BIOLOGIA
Sayago – Manual de Citologia e Histologia para o Estudante da Área da Saúde

BIOQUÍMICA
Cisternas, Monte e Montor - Fundamentos Teóricos e Práticas em Bioquímica
Mastroeni - Bioquímica - Práticas Adaptadas

BOTÂNICA E FARMACOBOTÂNICA
Oliveira e Akisue – Farmacognosia
Oliveira e Akisue – Fundamentos de Farmacobotânica
Oliveira e Akisue – Práticas de Morfologia Vegetal

EMBRIOLOGIA
Doyle Maia – Embriologia Humana
Romário – Embriologia Humana
Romário – Embriologia Comparada e Humana, 2ª ed.

ENTOMOLOGIA MÉDICA E VETERINÁRIA
Marcondes – Entomologia Médica e Veterinária

FISIOLOGIA • PSICOFISIOLOGIA
Glenan – Fisiologia Dinâmica
Lira Brandão – As Bases Psicofisiológicas do Comportamento, 2ª ed.

GENÉTICA E EVOLUÇÃO
Carvalho Coelho – Fundamentos de Genética e Evolução

HISTOLOGIA HUMANA
Glerean – Manual de Histologia – Texto e Atlas
Lycia – Histologia – Conceitos Básicos dos Tecidos
Motta – Atlas de Histologia

IMUNOLOGIA
Lucyr Antunes – Imunologia Básica
Lucyr Antunes – Imunologia Geral

MICROBIOLOGIA
Ramos e Torres – Microbiologia Básica
Ribeiro e Stelato – Microbiologia Prática: Aplicações de Aprendizagem de Microbiologia Básica: Bactérias, Fungos e Vírus – 2ª ed.
Soares e Ribeiro – Microbiologia Prática: Roteiro e Manual – Bactérias e Fungos
Trabulsi – Microbiologia, 4ª ed.

MICROBIOLOGIA DOS ALIMENTOS
Gombossy e Landgraf – Microbiologia dos Alimentos

MICROBIOLOGIA ODONTOLÓGICA
De Lorenzo – Microbiologia para o Estudante de Odontologia

NEUROANATOMIA
Machado – Neuroanatomia Funcional, 3ª ed.

NEUROCIÊNCIA
Lent – Cem Bilhões de Neurônios – Conceitos Fundamentais de Neurociência

PARASITOLOGIA
Cimerman – Atlas de Parasitologia Humana
Cimerman – Parasitologia Humana e Seus Fundamentos Gerais
Neves – Atlas Didático de Parasitologia, 2ª ed
Neves – Parasitologia Dinâmica
Neves – Parasitologia Humana, 11ª ed.
Neves – Parasitologia Básica, 2ª ed.

PATOLOGIA
Franco – Patologia – Processos Gerais, 5ª ed.
Gresham – Atlas de Patologia em Cores – a Lesão, a Célula e os Tecidos Normais, Dano Celular: Tipos, Causas, Resposta-Padrão de Doença

SENHOR PROFESSOR, PEÇA O SEU EXEMPLAR GRATUITAMENTE PARA FINS DE ADOÇÃO.
LIGAÇÃO GRÁTIS - TEL.: 0800-267753

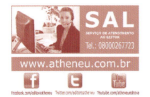

MICROBIOLOGIA PRÁTICA
Aplicações de aprendizagem de microbiologia básica
Bactérias, Fungos e Vírus
2ª edição

Autoras

Mariangela Cagnoni Ribeiro

*Professora Titular da Disciplina de Microbiologia e Imunologia
da Pontifícia Universidade Católica de Campinas.
Coordenadora Geral de Graduação da Pontifícia
Universidade Católica de Campinas.
Ex-Diretora da Faculdade de Ciências Biológicas da
Pontifícia Universidade Católica de Campinas.
Autora do livro Biossegurança em Odontologia
e em Ambientes da Saúde.*

Maria Magali Stelato

*Doutora em Análises Clínicas pela Faculdade de Ciências
Farmacêuticas da Universidade de São Paulo.
Professora Titular da Disciplina de Microbiologia e Imunologia
da Pontifícia Universidade Católica de Campinas.
Integradora Acadêmica de Graduação da Faculdade de Ciências
Biológicas da Pontifícia Universidade Católica de Campinas.
Ex-Tutora do Programa de Educação Tutorial – PET da Faculdade
de Ciências Biológicas da Pontifícia Universidade Católica de Campinas.
Ex-Líder do Grupo de Pesquisa "Obtenção e aplicação de insumos de
origem vegetal e animal em alimentos, fitoterápicos e cosméticos".*

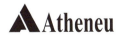

EDITORA ATHENEU

São Paulo —	*Rua Jesuíno Pascoal, 30* *Tel.: (11) 2858-8750* *Fax: (11) 2858-8766* *E-mail: atheneu@atheneu.com.br*
Rio de Janeiro —	*Rua Bambina, 74* *Tel.: (21) 3094-1295* *Fax.: (21) 3094-1284* *E-mail: atheneu@atheneu.com.br*
Belo Horizonte —	*Rua Domingos Vieira, 319 – conj. 1.104*

Produção Editorial: *Paulo Roberto da Silva*
Capa: *Equipe Atheneu*

Dados Internacionais de Catalogação na Publicação (CIP)
(Câmara Brasileira do Livro, SP, Brasil)

Ribeiro, Mariangela Cagnoni
    Microbiologia prática: aplicações de aprendizagem de
microbiologia básica – bactérias, fungos e vírus. 2.ª edição /
autoras: Mariangela Cagnoni Ribeiro e Maria Magali Stelato.
São Paulo: Editora Atheneu, 2011.

    224 p.; 17,5 x 25 cm.
    Bibliografia
    ISBN 978-85-388-0191-7

    1. Bactérias. 2. Fungos. 3. Microbiologia – Manuais de
laboratório. 4. Micro-organismos. I. Stelato, Maria Magali.
II. Título.

11-03149	CDD-579.078 NLM-QW 025

Índices para catálogo sistemático:

1. Microbiologia: Manuais de laboratório   579.078

RIBEIRO M.C., STELATO M.M.
Microbiologia Prática: Aplicações de aprendizagem de microbiologia básica – Bactérias, Fungos e Vírus. 2.ª edição

© *Direitos reservados à Editora ATHENEU – São Paulo, Rio de Janeiro, Belo Horizonte, 2011*

Dedicamos essa edição aos nossos filhos que muito amamos, Ricardo, Ana Carolina, Renata e Cristiane e às nossas mães, Maria Aparecida e Irene, pela presença e apoio em nossas atividades profissionais e por todo carinho e dedicação durante nossa vida.

Dedicamos essa edição aos nossos filhos que muito amamos, Ricardo, Ana Carolina, Renata e Cristiane e às nossas mães, Maria Aparecida e Irene, pela presença e apoio em nossas atividades profissionais e por todo carinho e dedicação durante nossa vida.

Agradecimentos

Agradecemos às alunas monitoras, Amanda Fabrícia Previatto Bueno, Fernanda Cristina Ambrósio, Karina Sartorato Rocha e Stephanie Bordon, às funcionárias, Andréia Rodrigues Bucci, Angela Maria de Oliveira e Gisele Pereira Martins, do laboratório de Microbiologia do Centro de Ciências da Vida da Pontifícia Universidade Católica de Campinas, pelo esforço e dedicação na computação gráfica de alguns capítulos.

Somos gratas aos docentes, alunos e outros profissionais que ofereceram valiosa contribuição durante o desenvolvimento desta edição. Em especial, agradecemos às contribuições extremamente úteis e encorajadoras da Célia Marta Pereira, Assistente Editorial da Editora Atheneu e de toda a sua equipe, cujas atitudes positivas nos auxiliaram a levar a termo esta edição.

Prefácio à Segunda Edição

Atualmente, a Microbiologia se depara com a descoberta de novos patógenos e os antigos estão ressurgindo e ainda, com a utilização de micro-organismos em controle ambiental. Com a tecnologia, a classificação microbiana se tornou mais sofisticada e diversificada.

Desta maneira, o estudante de Ciências Biológicas, Ciências Farmacêuticas, Enfermagem, Engenharia Ambiental, Fisioterapia, Medicina, Medicina Veterinária, Nutrição, Química e outros cursos que apresentam a microbiologia em sua matriz curricular, se depara com muita informação sobre microbiologia. Sendo assim, este livro foi desenvolvido com o objetivo de oferecer ao estudante do ciclo básico o estudo da morfologia e dos processos fisiológicos comuns em experimentos com os micro-organismos, uma vez que, nestes cursos, modificam-se as amostras, porém os métodos utilizados de análise destas características mantêm-se semelhantes.

Nossa experiência didática levou-nos à redação desta 2ª edição atualizada, reorganizada e expandida. As principais mudanças desta edição incluem a adição de novos capítulos sobre a ação de agentes físicos e químicos, monitoramento de agentes físicos, testes de identificação do metabolismo de bactérias e fungos, cultivo de bactérias anaeróbias e de bacteriofagos. Nos capítulos da edição anterior houve a inclusão de quadros, tabelas, resumos, fotografias e questões de revisão, para auxiliar os alunos ou profissionais a aprendizagem da Microbiologia Básica.

A proposta deste livro é instigar o aluno a investigar, explorar as metodologias descritas em seus capítulos, sem dispensar a consulta de textos teóricos. A abordagem de maneira apropriada de todos os seus capítulos, de modo a realizar os experimentos, analisar os resultados e questioná-los levará o leitor a compreender a Microbiologia e não memorizar os conceitos.

Desejamos que a leitura desta obra possa beneficiar o leitor tal como nos beneficiamos em sua preparação.

Campinas, março de 2011
As Autoras

Prefácio à Primeira Edição

Este livro foi desenvolvido com o objetivo de dar ao estudante do ciclo básico dos cursos de Medicina, Farmácia, Odontologia, Veterinária, Biologia, Fisioterapia, Nutrição e Enfermagem os conceitos fundamentais de Microbiologia, de maneira a permitir o estudo da morfologia e dos processos fisiológicos comuns em experimentos com os micro-organismos.

Nossa experiência didática encaminhou-nos à redação deste trabalho que, por si só, sedimentará os conhecimentos básicos, possibilitando ao futuro profissional da microbiologia (na indústria, na agroeconomia, em veterinária, em medicina, e no meio ambiente) o melhor desempenho possível, o melhor rendimento em sua área de atividade específica. Nestas áreas modificam-se as amostras, porém os métodos utilizados de análise das características morfológicas e fisiológicas dos micro-organismos mantêm-se semelhantes.

Não temos a pretensão de que o nosso livro possa abranger toda a Microbiologia Básica, dispensando paralelamente a consulta de texto teórico. Mas, acreditamos na sua real utilidade e na excelência de seu valor didático, sobretudo pelo pouquíssimo número de livros congêneres existentes na biblioteca nacional.

À Livraria Atheneu Editora agradecemos a oportunidade a nós oferecida e a confiança depositada.

Campinas, março de 1993
As Autoras

Sumário

1 Biossegurança no laboratório de microbiologia, 1

2 Morfologia bacteriana, 7

3 Bacterioscopia e coloração de Gram, 15

4 Colorações utilizadas em bacteriologia, 21

5 Preparação, acondicionamento e controle de qualidade dos meios de cultura, 31

6 Cultivo de bactérias, 41

7 Cultivo de bactérias anaeróbias e verificação da atmosfera de crescimento, 61

8 Investigação da atividade metabólica de bactérias, 69

9 Ação antimicrobiana de agentes físicos, 99

10 Ação antimicrobiana de agentes químicos, 121

11 Antibiograma, 131

12 Estrutura e morfologia microscópica de fungos, 147

13 Preparação para estudo microscópico de fungos, 155

14 Cultivo de fungos, 171

15 Investigação da atividade metabólica de fungos, 181

16 Cultivo de bacteriófagos, 187

17 Métodos rápidos automatizados para identificação de bactérias e fungos, 193

Referências bibliográficas, 213

Índice remissivo, 217

1

Biossegurança no laboratório de microbiologia

OBJETIVOS

1. Reconhecer materiais, equipamentos e normas de biossegurança do laboratório de microbiologia.

2. Averiguar riscos biológicos em laboratório de microbiologia.

3. Diferenciar os níveis de segurança de um laboratório que manipula micro-organismos.

4. Reconhecer as categorias de micro-organismos de acordo com o grau de risco.

5. Comparar as características das diferentes cabines de segurança microbiológica.

6. Refletir sobre a postura correta dentro de um laboratório de microbiologia.

INTRODUÇÃO

Biossegurança pode ser definida como o conjunto de ações voltadas para a prevenção, minimização ou eliminação de riscos inerentes às atividades desenvolvidas no laboratório, as quais possam comprometer a saúde do homem, dos animais, do meio ambiente ou a qualidade dos trabalhos desenvolvidos. No laboratório de microbiologia trabalha-se com uma grande diversidade de amostras de microrganismos e com amostras clínicas, portanto devem-se introduzir normas que buscam minimizar os **Riscos Biológicos**. É importante ressaltar que há diversos outros riscos como a manipulação de substâncias tóxicas, radioativas e inflamáveis, que não devem ser subestimados.

Risco Biológico significa probabilidade de perigo, geralmente com ameaça física para o homem ou para o meio ambiente; em laboratório de microbiologia estão relacionados diretamente com os micro-organismos. O símbolo do risco biológico é utilizado como o símbolo de biossegurança (Figura 1.1).

Figura 1.1 – *Símbolo de risco biológico.*
Fonte: Gisllespie (2006).

De forma a minimizar a exposição aos riscos de acidentes devem ser considerados:

- Avaliação dos riscos de infecção;
- Instalações e equipamentos que possibilitem a segura na manipulação dos micro-organismos;
- Desenvolvimento de protocolos que incorporem procedimentos seguros e boas práticas de laboratório (BPLs);
- Esterilização dos materiais e equipamentos passíveis de contaminação;
- Monitoramento da segurança;
- Treinamento e controle das pessoas que frequentam o laboratório utilizando-se de equipamento de proteção individual (EPIs) e coletivo (EPCs);
- Acondicionamento e envio para descarte final do lixo.

Enfim, cada medida adotada deve ser detalhada em um procedimento operacional padrão (POP), o qual deve estar disponível a todos os usuários do laboratório e ser atualizado quando necessário.

Os microrganismos são classificados em quatro categorias de acordo com o grau de risco, segue as categorias idealizadas pelo comitê *Advisory Committee for Dangerous Pathogens* (ACDP) e indicadas pelo *Center for Disease Control* (CDC) e pelo Ministério da Saúde.

Categoria 1: *baixo risco individual e para a coletividade.* Micro-organismos raramente patogênicos em humanos.

Categoria 2: *moderado risco individual e limitado risco para a comunidade.* Micro-organismos possivelmente patogênicos em humanos; podem representar riscos para os profissionais laboratoristas, mas de difícil disseminação na comunidade. No laboratório, raramente a exposição possibilita infecção e a profilaxia e o tratamento geralmente são eficazes.

Categoria 3: *alto risco individual e moderado risco para a comunidade.* Micro-organismos que podem ser agentes de doenças graves em humanos e representam sérios riscos para os profissionais laboratoristas. Há disseminação na comunidade, porém a profilaxia e tratamento geralmente são eficazes.

Categoria 4: *alto risco individual e para a comunidade.* Micro-organismos agentes de doenças graves em humanos e de alto risco para profissionais laboratoristas. Há disseminação na comunidade e, geralmente, a profilaxia e tratamento não são ineficazes.

Frequentemente um laboratório de aulas práticas de microbiologia enquadra-se na categoria 2. Na dependência da categoria de micro-organismos que se manipula no laboratório devem-se aplicar as **Barreiras de Contenção,** que são divididas em:

Barreiras primárias: compreende os equipamentos de proteção individual (EPIs) e equipamentos de proteção de coletiva (EPCs).

EPIs – são empregados para proteger o usuário, são eles: luvas, jaleco, óculos de proteção, protetor facial, máscara, sapatilha descartável (propé), macacões impermeáveis, dispositivos de pipetagem, dosímetro para radiação ionizante, entre outros na dependência do nível de segurança do laboratório.

EPCs – são equipamentos que possibilitam a proteção do usuário, além do meio ambiente e do experimento em desenvolvimento. São eles: cabine de segurança biológica (CSB) que pode ser em 3 níveis de complexidade, cabine para radioisótopos, capela química, chuveiro de emergência, lava olhos, extintor de incêndio, microincinerador de alça metálica, homogeneizador, agitador, bico de Bunsen, entre outros.

Barreiras secundárias: incluem a arquitetura adequada no laboratório desde os materiais utilizados no revestimento de paredes, bancadas e pisos, no sistema de ventilação, dependências seguras para autoclavação, lavatórios para a lavagem das mãos e instalações para a guarda dos uniformes ou aventais.

Em função da classificação de categorias de risco dos micro-organismos e as barreiras de contenção, conforme o CDC há 4 níveis de biossegurança (NB).

NB1: apropriado aos laboratórios que manipulam micro-organismos classe 1. Requer a adoção de boas práticas de laboratório (BPLs), porém sem as exigências quanto às barreiras primárias e secundárias.

NB2: destinado ao trabalho com micro-organismos classe 2. Requer a adoção de BPLs, treinamento específico do pessoal do laboratório e condução dos experimentos em cabine de segurança biológica (CSB I, II ou III). Há exigência quanto às barreiras primárias e secundárias.

NB3: apropriado aos laboratórios que manipulam micro-organismos classe 3. Requer a adoção de BPLs, treinamento específico do pessoal do laboratório e condução dos experimentos em cabine de segurança biológica (CSB I, II ou III). Maior ênfase é dada às barreiras primárias e secundárias no sentido de proteger o pessoal de áreas contíguas, a comunidade e o meio ambiente da exposição dos aerossóis potencialmente infecciosos. As barreiras secundárias incluem acesso controlado ao laboratório com intertravamento automático e um sistema de ar independente com ventilação unidirecional, entre outras. Os laboratórios devem ser registrados junto às autoridades sanitárias.

NB4: apropriado aos laboratórios que manipulam micro-organismos classe 4. Requer a adoção de BPLs, treinamento específico do pessoal do laboratório e todos os procedimentos devem ser realizados em cabine de segurança biológica (CSB) de grande complexidade (CBS III). A instalação do laboratório é complexa, deve ser em edificação separada e completamente isolada por sistema de ventilação. O gerenciamento de resíduos deve ser especial para impedir a liberação de agentes viáveis no ambiente. Os laboratórios devem ser registrados junto às autoridades sanitárias.

Quadro 1.1 – Principais características das cabines de segurança microbiológica

Classes	Patógenos	Entrada de ar	Saída de ar	Segurança de procedimento	Segurança do operador
Classe I	2, 3	Ar ambiente	Ar filtrado HEPA	+/-	+ +
Classe II	2, 3	Ar ambiente Ar filtrado HEPA	Ar filtrado HEPA	+ +	+
Classe III	2, 3, 4	Ar filtrado HEPA	Ar filtrado HEPA	+ +	+ + +

Fonte: Gisllespie, 2006.

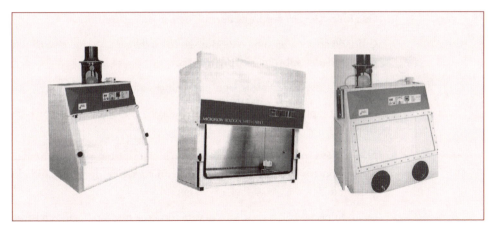

Figura 1.2 – *CSB I.*   **Figura 1.3** – *CSB II.*   **Figura 1.4** – *CSB III.*
Fonte: Gisllespie, 2006.

MÉTODOS

As aulas práticas de microbiologia têm como objetivo ensinar ao estudante os princípios e os métodos básicos utilizados em um laboratório de microbiologia. Nessas aulas trabalha-se com uma variedade de bactérias, portanto, é essencial seguir as Normas de Segurança estabelecidas abaixo, a fim de se evitar contaminação dos estudantes, professores e funcionários.

1. Nas dependências do laboratório deve ser fixados painéis com o símbolo de risco biológico (Figura 1.1).

2. Desinfetar a bancada de trabalho no início e término de cada aula prática. Para esta finalidade, utiliza-se álcool 70%.

3. Não comer ou fumar no laboratório. Se a bancada, equipamentos ou instrumentos tiverem sido contaminados acidentalmente com qualquer micro-organismo, comer ou fumar é meio eficiente para uma autocontaminação.

4. Usar sempre avental, calça comprida e calçado fechado. Não utilizar o avental fora do laboratório, caso tenha sido contaminado acidentalmente.

5. Realizar a antissepsia nas mãos ao sair do laboratório e sempre que suspeitar de contaminação.

6. Avisar ao professor em caso de contaminação acidental.

7. Não colocar materiais contaminados (pipetas, lâminas, etc.) sobre a bancada. Estes materiais devem ser colocados em recipientes apropriados que serão dispostos em cada bancada.

8. Os alunos devem seguir as normas de uso dos aparelhos.

9. Cuidado ao acender o bico de Bunsen (bico de gás). Verificar se há nas proximidades substâncias inflamáveis.

10. Flambar (esterilizar) alças, agulhas e pinças antes e após o uso.

11. Os tubos e placas devem ser manipuladas na região estéril do bico de Bunsen.

12. Não se deve manipular culturas usando acessórios tais como pulseiras, anéis e outros. Todo aluno que apresentar *piercing* deve ter cuidado redobrado.

13. Quando necessário o professor deverá fornecer máscara, óculos e luvas descartáveis ou equipamento de proteção individual (EPIs).

14. No laboratório deve ter recipiente com o símbolo de risco biológico para descarte de material contaminado.

15. Seguir atentamente os protocolos que incorporam procedimentos seguros e de boas práticas de laboratório (BPLs).

16. Quando necessário o professor deverá conduzir os experimentos em cabine de segurança biológica (CSB I).

REVISÃO DO CAPÍTULO

Questões a serem exploradas

1. Verifique três micro-organismos que se enquadrem nas classes I, II, III e IV.

2. Idealize condições ideais de segurança para manipulação do *Micobacterium tuberculosis*, *Candida albicans* e vírus Ébola.

2

Morfologia bacteriana

OBJETIVOS

1. Descrever as formas e arranjos das bactérias.
2. Relacionar a composição química da parede celular das bactérias com os corantes de Gram.
3. Classificar as bactérias de acordo com a coloração de Gram.
4. Executar a manipulação do Microscópio Óptico Comum.

INTRODUÇÃO

As células bacterianas são caracterizadas morfologicamente quanto aos seguintes aspectos:

Tamanho: as bactérias são microscópicas, medindo desde 0,2µm até mais de 700µm de diâmetro. As espécies de maior interesse médico medem entre 0,5 a 1µm por 2 a 5µm. Sendo assim, não se consegue visualizá-las a olho nu, precisando do uso de microscópio óptico comum. A aplicação de aumento maior (microscópio eletrônico) é útil no estudo das estruturas bacterianas.

Forma: as bactérias podem ser classificadas quanto à forma em três grupos básicos (Figura 2.1):

- *Cocos* - células esféricas;
- *Bacilos* - células cilíndricas, em forma de bastonetes. Alguns bacilos assemelham-se aos cocos e por isso são chamados de cocobacilos;

- *Espirais* - células espiraladas. Algumas células se apresentam como bacilos curvos que podem ser denominados *víbrios*. Entre as bactérias espiraladas existem as *espiroquetas*, que são células flexíveis que se movimentam por rotação e flexão e os *espirilos* que apresentam o corpo rígido.

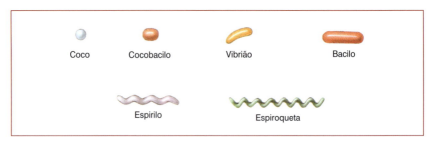

Figura 2.1 – *Principais tipos morfológicos de bactérias.* Fonte: Black (2002).

Arranjo: grupamentos bacterianos. Dependendo do plano e do número de divisões através das quais as bactérias continuam unidas, podem aparecer os seguintes arranjos:

- *Cocos*

Divisão em um plano

– pares: diplococos

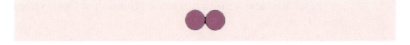

– cadeias: (estreptococos)

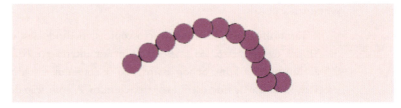

Divisão em dois planos

– tétrades

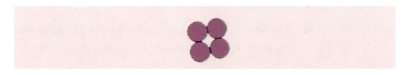

Divisão em três planos

– feixes cúbicos (sarcina)

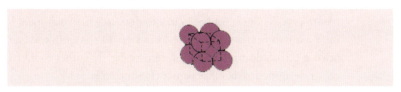

– desorganizadamente: cocos em cachos (estafilococos)

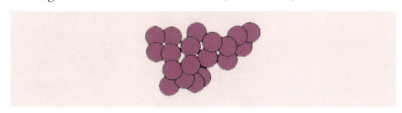

■ Bacilos

Apresentam-se, em geral, como células isoladas, porém, ocasionalmente, pode-se observar bacilos aos pares (diplobacilos) ou em cadeias (estreptobacilos). Após a divisão de algumas bactérias podem ocorrer movimentos característicos. Por exemplo: um movimento em chicotada pode levar as bactérias a posições paralelas. Divisões repetidas e seguidas desses movimentos determinam disposições "em paliçada", características dos bacilos diftéricos.

Como descrito o tamanho das bactérias é da ordem de micrômetro, que equivale a 0,000001 m, portanto necessita-se de utilizar a **Microscopia Óptica Comum** para análise da forma e arranjo. Esta microscopia é denominada de *Microscopia de Luz* e passou por vários aprimoramentos desde os tempos de Leeuwenhoek e chegou ao Microscópio binocular, pois possui 2 lentes oculares. A luz penetra no microscópio através de uma fonte na **base** e, frequentemente passa através de um filtro azul, que filtra seus maiores comprimentos de onda, deixando passar os menores, melhorando a resolução. Então, ela passa por um **condensador**, que convergem os raios de luz para que possam passar através do espécime. O **diafragma íris** controla a quantidade de luz que passa através do espécime e que vai para a lente objetiva. Quanto maior o aumento da objetiva, maior a quantidade de luz necessária para se ver claramente o espécime. A **lente objetiva** aumenta a imagem antes que a mesma passe através do **tubo** ou **canhão** para a lente ocular. A **lente ocular** aumenta ainda mais a imagem. Uma mesa mecânica permite o controle preciso de movimento da lamina que é especialmente útil para o estudo das bactérias.

O mecanismo de focalização é constituído por um botão de ajuste grosseiro (**macrométrico**), que modifica rapidamente a distância entre a lente objetiva e o espécime, e de um botão de ajuste fino (**micrométrico**), que modifica lentamente essa distância. O botão macrométrico é utilizado para localizar o espécime e o micrométrico, para trazê-lo ao foco. O aumento total de um microscópio ótico é calculado multiplicando-se o poder de aumento da lente objetiva pelo poder de aumento da lente ocular (Figura 2.2).

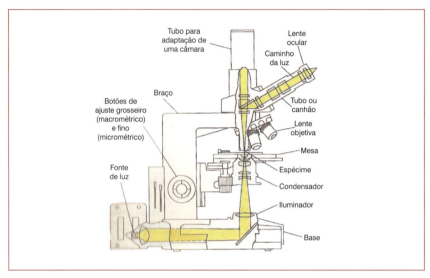

Figura 2.2 – *Microscópio óptico composto. A cor amarela indica o caminho da luz através do microscópio.*
Fonte: Black, 2002.

Para aperfeiçoar a prática em microscopia é necessário conhecer as propriedades da Luz: **Comprimento de Onda** ou o comprimento de um raio luminoso e **Resolução**. O comprimento de onda é representado pela letra lambda e está estreitamente relacionado com a Resolução que é à capacidade de enxergar dois itens como unidades separadas e distintas, em vez de uma única imagem sobreposta e imprecisa. Para que os dois objetos possam ser observados como itens separados, a luz deve passar entre eles. Se o comprimento de onda da luz pela qual vemos os objetos é longo demais para que passe entre eles, eles aparecerão como um só. Para se obter uma boa Resolução deve-se ter luz de um comprimento de onda curto o suficiente para caber entre os objetos que deseja-se ver separadamente. O **Poder de Resolução** (PR) de uma lente é a medida numérica da resolução que pode ser medida com tal lente. Quanto menor a distância entre os objetos que podem ser distinguidos, maior o poder de resolução da lente. Calcula-se o PR de uma lente conhecendo sua Abertura Numérica (AN), uma expressão matemática que relaciona a extensão pela qual a luz é concentrada pelas lentes condensadoras e coletada pela objetiva é PR = Comprimento de onda/AN. Outro fator inerente a microscopia é a **Refração**, que é o desvio da luz quando ela passa de um meio para o outro de densidade diferente. O **Índice de Refração** de um material é a medida da velocidade à qual a luz passa através dele. Quando a luz passa através da lâmina de um microscópio, depois através do ar e então através de uma lente de vidro, ela é refratada cada vez que vai de um meio para o outro. Isto resulta na perda da luz e no embaçamento da imagem. Para evitar este problema, utiliza-se o **óleo de imersão**, que possui o mesmo índice de refração do vidro, de modo a substituir o ar. A lâmina e as lentes são unidas por uma camada de óleo, deste modo, não ocorre refração para tornar a imagem embaçada.

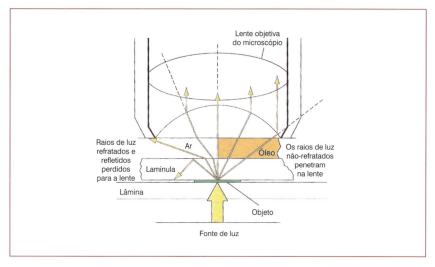

Figura 2.3 – *Ação do óleo de imersão*. Fonte: Black, 2002.

Para facilitar a observação microscópica das bactérias utiliza-se de colorações, pois as bactérias podem ser diferenciadas de acordo com suas características tintoriais. Quase todos os corantes utilizados em bacteriologia são corantes básicos, em todo método de coloração há vários fatores que podem influenciar nos resultados como, por exemplo, o pH das soluções de lavagem, a limpeza das lâminas, a pureza dos reagentes, o modo de preparação do corante e mesmo o tempo despendido na preparação desse corante.

A **Coloração de Gram** é muito utilizada porque a maioria das bactérias cora-se por este método, permitindo observar sua morfologia e fornecendo informações a respeito do comportamento do material celular diante de corantes básicos (corantes de Gram). Devido a estas vantagens, esta coloração é também utilizada no estudo taxonômico das bactérias.

O mecanismo da coloração de Gram se refere à composição da parede celular, sendo que as Gram-positivas possuem uma espessa camada de peptidoglicano ligados a ácidos teicoicos e ácidos lipoteicoicos (LTA) que apesar de serem encontrados ao longo da parede, encontram-se intimamente ligados à fração lipídica da membrana celular. As Gram-negativas apresentam uma fina camada de peptidoglicano, sobre a qual se encontra uma camada composta por lipoproteínas, fosfolipídeos, proteínas e lipopolissacarídeos (membrana externa). Durante o processo de coloração, o tratamento com álcool (ou álcool acetona) dissolve a membrana externa, daí resultando em porosidade ou permeabilidade aumentada da parede celular das bactérias Gram-negativas. Assim, o complexo cristal violeta-iodo (CV-I) é removido e as bactérias Gram-negativas são descoradas. A parede celular das bactérias Gram-positivas, em virtude de sua composição diferente, muitas camadas de peptidoglicano, torna-se desidratada durante o tratamento com álcool, a porosidade diminui, a permeabilidade é reduzida e o complexo CV-I não é extraído.

Outra explicação baseia-se na espessura da parede celular das bactérias; as bactérias Gram-positivas retêm o complexo CV-I devido a grande espessura de sua parede celular, enquanto que as bactérias Gram-negativas não o retêm devido a sua parede celular ser delgada, como também devido a grande quantidade de liproteína e lipopolissacarídeo.

MÉTODOS

Visualizar, esquematizar e descrever a morfologia, o arranjo e a coloração de Gram das bactérias fixadas nas laminas: diplococos Gram-positivos, diplococos Gram-negativos, cocos em cachos, cocos em correntes, bacilos Gram-positivos, bacilos Gram-negativos.

RESULTADOS E INTERPRETAÇÕES

Resultados

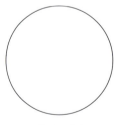

lâmina nº 1

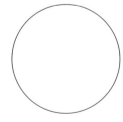

lâmina nº 2

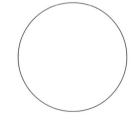

lâmina nº 3

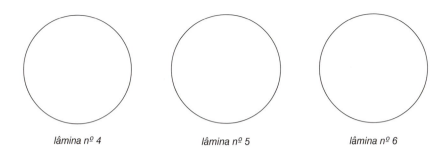

lâmina nº 4   lâmina nº 5   lâmina nº 6

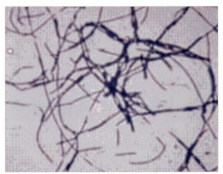

Figura 2.4 – *Bacilos Gram-positivos.*

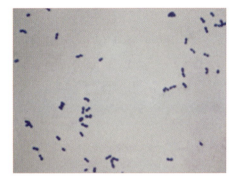

Figura 2.5 – *Diplococos Gram-positivos.*

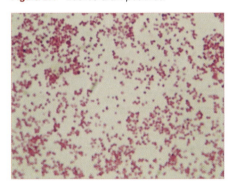

Figura 2.6 – *Diplococos Gram-negativos.*

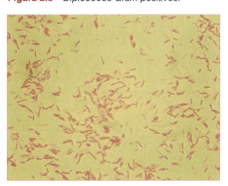

Figura 2.7 – *Bacilos Gram-negativos.*

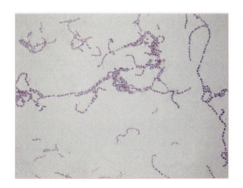

Figura 2.8 – *Cocos em corrente Gram-positivos.*

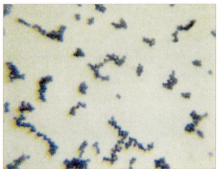

Figura 2.9 – *Cocos em cachos Gram-positivos.*

Interpretações

As bactérias podem ser distinguidas umas das outras por sua morfologia, arranjos e características tintoriais. Essas características fenotípicas são utilizadas na identificação desses micro-organismos. No capítulo 3 será descrita a técnica de coloração de Gram.

REVISÃO DO CAPÍTULO

Questões a serem exploradas

1. Faça uma análise do quadro abaixo e compare o tamanho das rickettsias, clamídias com os bacilos e cocos.

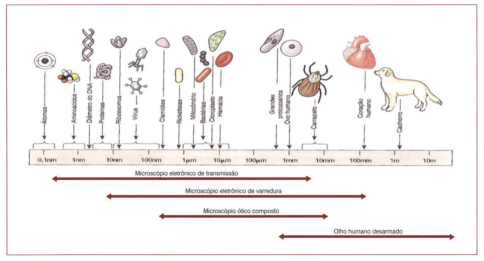

Fonte: Black, 2002.

2. Pode-se considerar a Coloração de Gram uma coloração diferencial. Explique sua resposta.
3. Quais as propriedades das espiroquetas que as difere dos espirilos?
4. Idealize um instrumento pedagógico (maquete) que caracterize os arranjos de cocos e bacilos.

3

Bacterioscopia e coloração de Gram

OBJETIVOS

1. Realizar esfregaços de bactérias a partir de diferentes materiais.

2. Executar a técnica de coloração de Gram e a preparação dos corantes de Gram.

3. Descrever os fatores que podem influenciar em um resultado satisfatório de uma bacterioscopia.

4. Diferenciar uma bacterioscopia que possui um único tipo morfológico de bactéria de outra, que possui vários tipos morfológicos.

INTRODUÇÃO

A bacterioscopia é um método utilizado para a visualização microscópica das bactérias, a partir de diferentes materiais.

Consiste de preparação de esfregaços de materiais em lâmina, seguida de uma coloração específica e após visualização ao microscópio.

MÉTODOS

Preparação de esfregaço à partir de meio de cultura líquido

Usando alça em anel estéril, colocar duas a três alíquotas de cultura bacteriana de *E. coli* preparada em meio líquido sobre a superfície de uma lâmina de microscopia. Espalhar sobre a lâmina, fazendo movimentos circulares de dentro para fora. Flambar a alça e deixar o esfregaço secar a temperatura ambiente. Em seguida, realizar a fixação, passando de duas a três vezes a lâmina na chama do bico de Bunsen.

Preparação de esfregaço à partir de meio de cultura sólido

Colocar uma alíquota de água destilada numa lâmina com alça em anel. Flambar a alça, esfriar e coletar crescimento bacteriano de *S. aureus* fazendo uma suspensão homogênea na superfície da lâmina. Flambar novamente a alça. Deixar o esfregaço secar a temperatura ambiente. Realizar a fixação como descrito no item anterior.

Preparação de esfregaço à partir de material biológico

Usando um *swab* estéril, friccionar a superfície da mucosa oral e fazer um esfregaço circular na superfície de uma lâmina. Deixar o esfregaço secar a temperatura ambiente. Realizar a fixação como no item anterior.

Após a preparação dos esfregaços bacterianos, deve-se realizar a coloração de Gram.

Preparação dos corantes da coloração de Gram

Preparação do cristal Violeta de Hucker

Solução A
cristal violeta (90% pureza) 2g
etanol 95% ....20 mL

Solução B
Oxalato de amônio monohidratado ....0,2 g
Água destilada ....20 mL

Misturar as soluções A e B, deixar em repouso por 24 horas e filtrar em papel de filtro comum. Estocar em frasco escuro.

Preparação da solução de iodo (lugol)

Iodo ....1 g
Iodeto de potássio ....2 g
Água destilada ....300 mL

Triturar o iodo com o iodeto de potássio em graal de vidro. Adicionar, consecutivamente, porções de 1mL, 5mL e 10mL de água destilada, homogeneizar a solução após cada adição. Estocar em frasco escuro.

Preparação do álcool acetona:

Álcool ....800 mL

Acetona ....200 mL

Homogeneizar os dois componentes e estocar em frasco claro.

Preparação de safranina (corante de fundo):

Safranina 0,25g

Etanol 95% ....10 mL

Água destilada ....100 mL

Deve-se dissolver a safranina no álcool e adicionar a solução resultante aos 100 mL de água destilada. Estocar em frasco de vidro âmbar. Todos os reagentes da coloração de Gram devem ser estocados em local onde as condições ambientais sejam de temperatura entre 20 e 25°C e sem umidade.

Técnica da coloração de Gram

Realizar a coloração de Gram em lâminas preparadas contendo micro-organismos e em seguida observá-las ao microscópio e, utilizar a objetiva 100 com óleo imerssão.

a) Cobrir toda a lâmina com *solução de cristal violeta,* aguardar 1 **minuto** e desprezar o corante.

b) Cobrir a lâmina com *lugol* aguardar 1 **minuto e 30 segundos** e desprezar o corante.

c) Cobrir a lamina com *álcool acetona* por cerca de **30 segundos**. Lavar a lâmina rapidamente em água corrente.

d) Cobrir *com safranina* e aguardar **30 segundos**. Lavar a lâmina e, esperar secar antes de visualizar ao microscópio.

Notas

- O etanol poderá ser usado como agente descorante fraco.
- O material dos corantes empregados na técnica, principalmente sedimento do cristal violeta, poderá aparecer como artefato.
- O descoramento para mais ou para menos é resultante da incorreta diferenciação pelo álcool acetona.
- A idade da cultura bacteriana tem importância fundamental na coloração de Gram. Em culturas envelhecidas, células Gram-positivas frequentemente se tornam Gram-negativas.

Enzimas líticas excretadas normalmente por culturas envelhecidas podem causar danos à parede celular, como, por exemplo, alterando a permeabilidade aos solventes (álcool acetona). Consequentemente, o complexo iodo cristal violeta poderá ser retirado da célula.

Se houver um questionamento acerca da Gram positividade ou da Gram negatividade da cultura, uma coloração de Gram paralela é aconselhável. Para isto, devem-se usar culturas bacterianas conhecidas como Gram-positivas *(Staphylococcus aureus)* e Gram-negativas *(Escherichia coli)* como controles.

RESULTADOS E INTERPRETAÇÕES

Resultados

Visualizar e esquematizar a morfologia e o arranjo das bactérias existentes nas lâminas coradas pelo método de Gram.

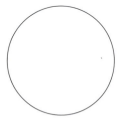

lâmina nº 1
Esfregaço de bactérias do meio de cultura líquido

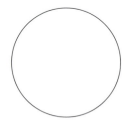

lâmina nº 2
Esfregaço de bactérias do meio de cultura sólido

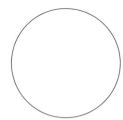

lâmina nº 3
Esfregaço de material biológico

Interpretações

A partir desta bacterioscopia foi possível classificar as bactérias em Gram-positivas ou Gram-negativas (Quadro 3.1.), a distinção entre esses dois grupos reflete diferenças fundamentais na composição da parede celular, conforme descrito no capitulo 2. O peptidoglicano encontrado na parede de bactérias Gram-positivas forma uma barreira espessa que impede a passagem de compostos hidrofóbicos, porque seus fosfatos, açucares e aminoácidos são altamente polares e, desse modo, as células encontram-se envolvidas por uma camada hidrofílica espessa. Consequentemente, as bactérias Gram-positivas geralmente são capazes de resistir a compostos hidrofóbicos. As bactérias Gram-negativas, conforme descrito no capitulo 2, apresentam parede com uma fina camada de peptidoglicano envolta pela membrana externa, portanto, solúveis a compostos hidrofóbicos. Além de proteger a bactéria, o peptidoglicano também é responsável pela *forma* e pela *rigidez*.

Em relação à natureza dos materiais utilizados nos esfregaços, foram visualizados micro-organismos provenientes de culturas puras (lamina 1 e 2), encontrando-se, desse modo, um tipo morfológico de bactérias em cada lâmina.

No entanto, na lamina 3, em que foi utilizado material biológico, preparado a partir da mucosa bucal, verificou-se uma diversidade morfológica de bactérias, devido a cada indivíduo apresentar uma microbiota bucal, a qual está relacionada a fatores do hospedeiro (nutrição, presença de dentes, aparelhos ortodônticos) e a características dos micro-organismos bucais (presença de oxigênio, temperatura e mecanismos de aderência).

Quadro 3.1 – Coloração de Gram

Soluções e ordem de aplicação	Reação e aspecto das bactérias	
	Gram-positivas	Gram-negativas
1) Cristal violeta	Coradas em violeta	Coradas em violeta
2) Solução de *lugol*	Formação do complexo CV-I no interior da célula, que permanece violeta	Formação do complexo CV-I no interior da célula, que permanece violeta
3) Álcool acetona	Desidratação da parede celular, diminuição da porosidade e da permeabilidade; o complexo CV-I não pode sair da célula, que permanece violeta	Dissolve a membrana externa da parede celular, aumento da porosidade; o complexo CV-I é removido da célula
4) Fucsina ou safranina	A célula não é afetada, permanecendo violeta	A célula adquire o corante, tornando-se vermelha

REVISÃO DO CAPÍTULO

Questões a serem exploradas

1. Um laboratorista ao realizar a Coloração de Gram cometeu o equivoco e colocou o corante verde malaquita ao invés de fucsina de Gram. Qual a possível coloração das bactérias Gram-positivas e das bactérias Gram-negativas? Explique sua resposta.

2. Faça uma comparação entre a composição da parede celular das eubactérias com a composição da parede celular das arqueobactérias.

3. Existe bactérias desprovidas de parede celular?

4. Idealize um instrumento pedagógico (maquete), se possível de material reutilizado, que evidencie a estrutura organizacional de uma bactéria e diferencie bactéria Gram-positiva de bactéria Gram-negativa.

5. Faça uma prancheta que identifique na cor roxa 3 cocos Gram-positivos relacionados a microbiologia ambiental, na cor vermelha 3 bacilos Gram-negativos relacionados a microbiologia alimentar e na cor cobre, agentes etiológicos de 3 infecções causadas por bactérias espiraladas.

4 Colorações utilizadas em bacteriologia

COLORAÇÃO DE BACTÉRIAS ÁLCOOL ÁCIDO RESISTENTES (MÉTODO DE ZIEHL-NEELSEN)

OBJETIVOS

1. Executar a técnica de coloração de Ziehl Neelsen.

2. Relacionar a composição química da parede celular das bactérias com os corantes de Ziehl Neelsen.

3. Classificar as bactérias de acordo com a coloração de Ziehl Neelsen.

INTRODUÇÃO

Através desta coloração, pode-se visualizar um grupo restrito de bactérias que possuem sua parede celular constituída de grande concentração de lipídeos, em torno de 60% do peso da parede celular. Esta parede celular apresenta uma camada interna de peptidoglicano, sobre a qual se ligam arabinogalactanos, que são polissacarídeos ramificados formados por D-arabinose e D-galactose. O resíduo terminal de D-arabinose é esterificado, formando ácidos micólicos hidrofóbicos de alto peso molecular, com moléculas glicolipídicas ligadas a superfície. Lipídios, glicolipídios e peptidoglicolipídios adicionais também estão presentes (Figura 4.1).

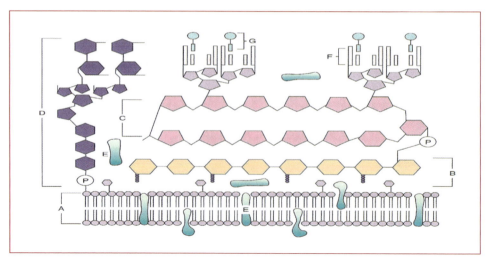

Figura 4.1 – *Estrutura da parede celular de micobacterias. (A) membrana celular, (B) peptidioglicanos, (C) arabinogalactano, (D) lipoarabinomanano e manose, (e) proteínas associadas a membrana e a parede, (F) ácidos micólicos, (G) glicolipidios de superfície associados aos ácidos micólicos.* Fonte: Murray et al., 2006.

MÉTODOS

Realizar a coloração de Ziehl – Neelsen em lâminas com esfregaços preparados e, em seguida observá-las ao microscópio utilizando objetiva de imerssão.

A técnica de coloração de **Ziehl-Neelsen** é realizada utilizando-se os seguintes passos:

a) Cobrir o esfregaço com carbolfucsina.

b) Aquecer em chama até emitir vapores. Posteriormente marcar **cinco minutos.**

c) Lavar a lâmina em água, suavemente.

d) Colocar álcool-ácido clorídrico até que não se desprenda mais corante – cerca de **dois minutos**.

e) Lavar a lâmina com água.

f) Corar o esfregaço com azul-de-metileno por **30 segundos**.

g) Lavar a lâmina com água e, esperar secar antes de visualizar ao microscópio.

Notas

1. Na coloração de Ziehl Neelsen, o aquecimento não deverá ser muito drástico, a ponto de ferver o corante, mas apenas até ligeira emissão de vapores.

2. A coloração de fundo é feita para corar bactérias e outras estruturas, que foram diferenciadas, para o efeito de contraste ou distinção entre as bactérias e células presentes no material.

RESULTADOS E INTERPRETAÇÕES

Resultados

Visualizar, esquematizar e classificar as bactérias existentes nas lâminas. A classificação deverá ser quanto à resistência ou não de bactérias ao descoloramento com álcool ácido; ficando com seguinte aspecto:

Bactérias álcool ácido resistentes = vermelhas (BAAR)

Bactérias não-álcool ácido resistentes = azul (BNAAR)

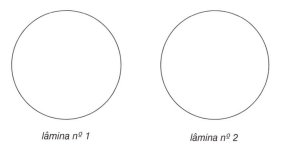

lâmina nº 1   lâmina nº 2

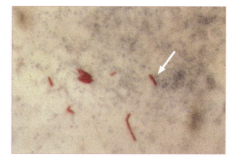

Figura 4.2 – *Bactérias álcool ácido resistentes.*
Fonte: Disponível em: http://www.biologico.sp.gov.br/tuberculose/figuras/image043.jpg. Acesso em 5 jul. 2010.

Interpretações

O mecanismo da coloração de Ziehl-Neelsen está relacionado com a estrutura e a composição da parede celular de um grupo de bactérias. Estas bactérias possuem a parede celular constituída de lipídeos complexos (ácidos graxos e ceras); é provável que sejam os responsáveis pela propriedade de álcool ácido resistência. As BAAR retêm a cor vermelha, pois a carbolfucsina é mais solúvel nos lipídeos da parede celular que no álcool ácido. Em BNAAR, as paredes celulares não possuem lipídeos, a carbolfucsina é rapidamente removida durante a descoloração, deixando as bactérias incolores, as quais adquirem coloração azul após a aplicação de azul de metileno.

Outra explicação é que a carbolfucsina se fixa firmemente aos lipídeos da parede celular e durante a lavagem com álcool ácido não se desprendem; portanto, ficam coradas de vermelho. As bactérias que não contêm alto teor de lipídeos complexos na sua parede celular não retêm a carbolfucsina durante a lavagem de álcool ácido; portanto, adquirem a cor do corante de fundo que é o azul-de-metileno.

Sintetizando, observa-se:

Quadro 4.1 – Coloração de Ziehl-Neelsen

Soluções em ordem de aplicação	Reação e aspectos da bactéria	
	BAAR	BNAAR
1) Carbolfucsina	Bactérias coradas em vermelho	Bactérias coradas em vermelho
2) Álcool-ácido clorídrico	A carbolfucsina se fixa nos lipídeos complexos e não sai da célula, que permanece vermelha	A carbolfucsina não se fixa nos componentes da parede celular e sai da célula, que permanece sem corante no seu interior
3) Azul-de-metileno	A célula não é afetada e permanece vermelha	A célula adquire o corante, tornando-se azul

COLORAÇÃO DE ESPOROS
(MÉTODO DE WIRTZ-CONKLIN)

OBJETIVOS

1. Executar a técnica de coloração de Wirtz-Conklin.

2. Visualizar a forma vegetativa e os esporos bacterianos.

3. Relacionar a composição química dos esporos aos corantes utilizados na coloração proposta por Wirtz-Conklin.

INTRODUÇÃO

Esta coloração baseia-se no grau de afinidade que a estrutura do esporo possui ao corante, comparada com o resto da célula bacteriana, tornando possível sua diferenciação.

O esporo bacteriano é uma estrutura de parede espessa formada no interior de algumas bactérias. É muito resistente ao calor, à dessecação e a outros agentes químicos e físicos; é capaz de permanecer em estado latente por longos períodos e, em seguida, germinar, dando origem a uma nova célula vegetativa.

A estrutura do esporo é constituída por uma primeira camada interna, próximo ao cerne do esporo – a *parede do esporo* –, composta de peptidoglicano, a qual vai dar origem à parede da célula vegetativa, por ocasião da *germinação*. Envolvendo a parede do esporo fica a *córtex,* camada espessa, composta de um peptidoglicano diferente que apresenta menos ligações cruzadas que o peptidoglicano existente na parede da célula que o originou.

Externamente à córtex fica a *capa do esporo,* estrutura rígida composta de proteína rica em ligações de dissulfetos intramoleculares; ela confere resistência aos agentes químicos. A camada mais externa recebe o nome de *exósporo* e consiste numa membrana lipoproteica que contém aminoaçúcares. Ao contrário das células vegetativas os endósporos contém ácido dipicolínico e grande quantidade de íons cálcio. Estes materiais, que são provavelmente armazenados no cerne parecem contribuir para a resistência ao calor, como também para o seu pequeno conteúdo de água.

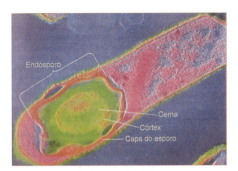

Figura 4.3 – *Endósporo bacteriano.*
Fonte: Black, 2002.

MÉTODOS

Realizar a coloração de Wirtz-Conklin em lâminas com esfregaços preparados e, em seguida observá-las ao microscópio utilizando objetiva de imerssão.

A técnica de coloração de **Wirtz-Conklin** é realizada utilizando-se os seguintes passos:

a) Corar a quente, por **6 minutos**, com solução aquosa de verde-malaquita (aquecer até emissão de vapores e a partir daí iniciar a marcação do tempo).

b) Lavar com água corrente, suavemente.

c) Corar com solução aquosa de safranina, durante **30 segundos**.

d) Lavar em água corrente, suavemente e, esperar secar antes de visualizar ao microscópio.

RESULTADOS E INTERPRETAÇÕES

Resultados

Este método de coloração dos esporos emprega o verde-malaquita em 5% a quente como corante principal, que resiste à lavagem subsequente com água e, posteriormente, a safranina, como corante de contraste. Desta forma, o esporo se cora de verde, porém o resto da célula ou a célula que não possui esporo se tinge em vermelho ou róseo.

Visualizar e esquematizar as bactérias existentes nas lâminas.

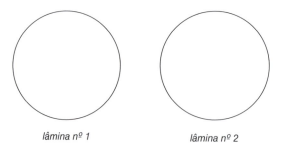

lâmina nº 1   lâmina nº 2

O resultado microscópico é assim visualizado:

Célula vegetativa: cora-se de vermelho.

Esporo: cora-se de verde.

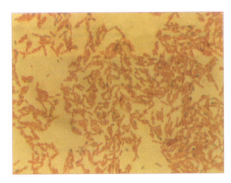

Figura 4.4 – *Coloração de esporo: forma vegetativa (vermelho) esporos (verde).*

Interpretações

Com a ação drástica do calor sobre a célula esporulada há penetração do verde-malaquita no cerne do esporo e não há descoramento com a lavagem em água; quando se coloca a safranina, ela cora as estruturas da célula vegetativa que não conseguiram reter o verde-malaquita.

COLORAÇÃO DE ESPIROQUETA

OBJETIVOS

1. Visualizar bactérias espiraladas (espiroquetas).
2. Compreender o mecanismo das colorações utilizadas.

INTRODUÇÃO

As espiroquetas coram-se fracamente pelas colorações usuais em microbiologia, inclusive pelo Gram. Estes micro-organismos não possuem afinidade pelos corantes comumente empregados, razão pela qual se coram com muita dificuldade. Como são muito delgadas, são dificilmente visualizadas, necessitando de métodos de impregnação para facilitar sua visualização, como os método de Fontana-Tribondeaux e Ryu.

As espiroquetas compreendem 3 gêneros de importância: *Treponema*, *Leptospira* e *Borrellia*, são bactérias espiraladas, delgadas e flexíveis. As mais finas medem aproximadamente de 0,1 a 0,2µm de diâmetro e podem ser melhor visualizadas em campo escuro ou quando tratadas com sais de prata, que as tornam mais espessas.

MÉTODOS

Realizar a coloração de Fontana-Tribondeaux e a coloração de Ryu em lâminas com esfregaços preparados e, em seguida observá-las ao microscópio utilizando objetiva de imerssão.

A técnica de coloração de **Fontana-Tribondeaux** é realizada utilizando-se os seguintes passos:

a) Cobrir a lâmina com algumas gotas de solução fixadora durante **30 segundos**. Desprezar, cobrir novamente com a mesma solução por mais **30 segundos**.

b) Cobrir com álcool absoluto, retirar o excesso e deixar evaporar.

c) Cobrir com solução de tanino (mordente), aquecendo a lâmina até a emissão de vapores, durante **30 segundos**.

d) Lavar com água destilada.

e) Cobrir com solução impregnada de nitrato de prata amoniacal, durante **10 a 15 segundos** e em seguida aquecer ligeiramente a lâmina, até o desprendimento de vapores, por **30 segundos** (a preparação deve adquirir a cor marrom).

f) Lavar bem em água destilada.

g) Secar com papel-filtro, sem aquecer e, posteriormente visualizar ao microscópio.

A técnica de coloração de **Ryu** é realizada utilizando-se os seguintes passos:

a) Cobrir o esfregaço com solução aquosa de formalina a 1% durante **1 minuto**.

b) Escorrer.

c) Cobrir o esfregaço com 3 a 5 gotas de solução de bicarbonato de sódio a 5%.

d) Imediatamente, acrescentar 10 gotas de solução de fucsina para cada gota de bicarbonato. Deixar agir por **5 minutos**.

e) Lavar, secar e observar em objetiva de imerssão e, posteriormente visualizar ao microscópio.

RESULTADOS E INTERPRETAÇÕES

Resultados

Visualizar e esquematizar as bactérias existentes nas lâminas. O resultado microscópico é assim visualizado:

Espiroquetas: – técnica Fontana-Tribondeaux – coram-se em marrom-escuro ou negras sobre um fundo castanho-amarelado;

– técnica de Ruy – coram-se em vermelho sobre fundo rosado.

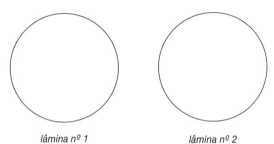

lâmina nº 1   lâmina nº 2

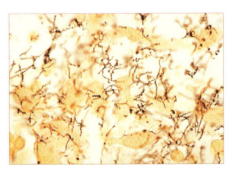

Figura 4.5 – *Espiroquetas coradas pela técnica Fontana-Tribondeaux.*
Fonte: Disponível em: http://www.fop.unicamp.br/microbiologia/aulas/roteiro/Espiroqueta_saliva. Acesso em: 5 jul. 2010.

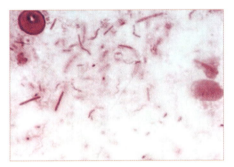

Figura 4.6 – *Espiroquetas coradas pela técnica de Ruy.*
Fonte: Disponível em: http://www.fop.unicamp.br/microbiologia/aulas/roteiro/Espiroqueta_saliva. Acesso em: 5 jul. 2010.

Interpretações

As espiroquetas ficam mal coradas com corantes de anilina, mas, quando se realiza esfregaços com impregnação com nitrato de prata, essas são visualizadas com nitidez porque há a redução do nitrato de prata em prata metálica que se deposita na superfície da célula.

REVISÃO DO CAPÍTULO

Questões a serem exploradas

1. Pode-se considerar Esporulação de bactérias como um mecanismo de defesa ou um processo de reprodução? Explique sua resposta.

2. Por que os esporos bacterianos podem ser utilizados como parâmetros de controle de esterilização?

3. Relacione bactérias espiraladas que apresentam diferentes vias de transmissão de infecções ao homem.

4. Verifique a importância da solicitação de uma bacterioscopia de Ziehl-Neelsen a partir de uma amostra de escarro do paciente.

5. Idealize uma prancheta que evidencie a estrutura da parede celular de bactérias BAAR.

5

Preparação, acondicionamento e controle de qualidade dos meios de cultura

OBJETIVOS

1. Realizar a preparação de meios de cultura.

2. Estabelecer as diferenças entre meios de cultura quanto a composição, consistência e função.

3. Realizar a armazenagem correta dos meios de cultura.

4. Descrever os fatores que podem interferir na preparação dos meios e que influenciam um resultado satisfatório de crescimento bacteriano.

5. Efetuar as normas que regem o controle de qualidade dos meios de cultura.

INTRODUÇÃO

Os meios de cultura destinam-se ao cultivo artificial dos micro-organismos.

Estes meios fornecem os nutrientes e condições físico-químicas indispensáveis ao seu crescimento. As exigências nutritivas estão relacionadas a fontes de energia (micro-organismos que utilizam a energia luminosa ou de compostos químicos inorgânicos ou orgânicos) e de material plástico, como fonte de carbono, de nitrogênio e íons inorgânicos essenciais. Alguns micro-organismos (chamados de fastidiosos), também necessitam de fatores de crescimento que são substâncias que eles não podem sintetizar, tais como vitaminas, aminoácidos etc. A água é necessária para o crescimento dos micro-organismos, devido a importância em diversas atividades biológicas.

As condições físico-químicas inerentes ao meio de cultura necessário ao desenvolvimento dos micro-organismos são as condições de pH e pressão osmótica.

A ISO/TS 11133-1 (2009) classifica os meios de cultura em função da composição, da consistência, da forma de preparação e da função.

Classificação quanto à composição

Meio sintético ou quimicamente definido: formulado com ingredientes de composição química definida, cuja estrutura molecular e grau de pureza são conhecidas. Exemplo: Manitol Sal Agar (MSA).

Meio complexo: é aquele que contém em sua formulação ingredientes complexos (peptonas, extratos de carne ou levedura), cuja composição exata não é conhecida. Exemplo: Ágar Sangue (AS).

Classificação quanto à consistência

Meio líquido: é aquele em que os nutrientes estão dissolvidos em uma solução aquosa. São também chamados de caldos, sendo acondicionados em tubos ou em frascos. Exemplo: Brain Heart Infusion (BHI).

Meio semi-sólido: este meio possui na sua composição, além dos nutrientes, ágar em concentração de cerca 0,3%, possui consistência fluída e são acondicionados em tubos. Exemplo: Sulfeto Indol Motilidade (SIM).

Meio sólido: é um meio que possui na sua composição nutrientes e contém ágar como agente gelificante, em concentração de cerca de 1,5%. A consistência é firme e são acondicionados em placas de Petri ou em tubos, estes últimos podendo ou não ser inclinados durante a fase de solidificação, formando uma rampa. Exemplo: MSA e AS.

O ágar é formado por extrato de algas marinhas, sendo utilizado na preparação de meios sólidos, funde-se em torno de 100°C, formando uma solução transparente que permanece em estado líquido na temperatura de 40 a 45°C.

Classificação quanto à forma de preparação

Meio pronto para uso: é um meio de cultura disponível comercialmente já preparado, estéril e distribuído em placas, tubos ou frascos, não requerendo qualquer manipulação no laboratório. Exemplo: Saboraud.

Meio desidratado: é formulado completo ou semi-completo (bases) de meio de cultura, disponível comercialmente na forma desidratada. As formulações completas exigem a hidratação, a esterilização e a distribuição em placas, tubos ou frascos no laboratório. As bases exigem ainda a preparação individual de alguns componentes da formulação (suplementos), que são sensíveis ao calor e não fazem parte da formulação comercial. Os suplementos são preparados e esterilizados separadamente, geralmente por filtração, sendo então adicionados às bases estéreis. Vários suplementos encontram-se disponíveis comercialmente na forma desidratada, já estéreis, requerendo apenas a hidratação para adição nos meios de cultura. Exemplo: Ágar Sangue (AS).

Meio formulado: é um meio de cultura totalmente preparado no laboratório, a partir dos ingredientes individuais de sua formulação.

Classificação quanto à função

Meio de transporte: é utilizado para manter a viabilidade dos micro-organismos durante o intervalo de tempo entre a coleta e a análise da amostra. Geralmente contém componentes que impedem a multiplicação dos micro-organismos, mas garantem a sua preservação. Exemplo: Stuart.

Meio de manutenção: é utilizado para manutenção de culturas em estoque por longos períodos de tempo, preservando a viabilidade. Para preservar viabilidade e as características fisiológicas de uma cultura pode ser necessário um meio diferente daquele que é recomendado para o seu crescimento ótimo, pois o crescimento rápido pode estar associado com uma rápida morte celular devido à eliminação de substâncias tóxicas como produto de metabolismo dos micro-organismos. Uma substância que é preferível omitir é a glicose devido à eliminação de ácidos. Exemplo: Nutriente Ágar (NA).

Meio de ressuscitação: é utilizado para reparação de células injuriadas, permitindo a recuperação de sua capacidade normal de crescimento, sem necessariamente promover a multiplicação. Ex. Baird Parker.

Meio de enriquecimento: é aquele que permite o crescimento de micro-organismos exigentes que necessitam de fatores de crescimento. Este meio, além das fontes nutritivas usuais, citadas anteriormente, pode possuir sangue, soro ou extratos teciduais. Podem ser não seletivos, seletivos ou seletivos diferenciais.

- Meio de enriquecimento não seletivo: destina-se ao enriquecimento de micro-organismos em geral, favorecendo a multiplicação da maioria, não contém substâncias inibitórias. Exemplo: BHI.

- Meio de enriquecimento seletivo: destina-se ao enriquecimento de micro-organismos específicos, contendo agentes seletivos para inibir a maioria dos outros. Exemplo: Selenito-cistina, Tetrationato.

- Meio de enriquecimento seletivo diferencial: destina-se ao enriquecimento e diferenciação de micro-organismos específicos. Contém agentes seletivos, para inibir determinado grupo de micro-organismos, e agentes diferenciais, para verificar uma ou mais características típicas do microrganismo alvo. Exemplo: Mac Conkey (MC).

Meio de isolamento/plaqueamento: é utilizado para favorecer a multiplicação dos micro-organismos e isolar uns dos outros, através da formação de colônias separadas. Para isso são utilizados meios sólidos em placa. Também podem ser meios sólidos ou semi sólidos em tubos, para onde são normalmente transferidas (repicadas) as culturas (puras) obtidas em colônias isoladas. Assim como os meios de enriquecimento, os meios de isolamento podem ser não seletivos, seletivos ou seletivos diferenciais.

- Meio de isolamento/ plaqueamento não seletivo: destinam-se ao isolamento e/ou contagem de micro-organismos em geral, favorecendo a multiplicação da maioria. Exemplo: AS.

- Meio de isolamento/plaqueamento seletivo: destina-se ao isolamento e/ou contagem de micro-organismos específicos, contendo agentes seletivos para inibir a maioria dos outros. Exemplo: M C.

- Meio de isolamento/plaqueamento seletivo diferencial: destina-se ao isolamento e/ou contagem de micro-organismos específicos, contendo agentes seletivo, para inibir a maioria dos outros, e agentes diferenciais, para verificar características típicas que diferenciem o alvo dos outros. Exemplo: MSA.

Meio de identificação destina-se a inoculação de culturas puras e verificação de características típicas para identificação. Exemplo: SIM.

É enorme a quantidade de meios recomendados para o cultivo de micro-organismos e a escolha é feita pelo laboratorista. Ao preparar meios de cultura, deve-se ter em mente alguns fatores que podem interferir em um resultado satisfatório de crescimento bacteriano, tal como o pH que, geralmente, é o do meio final, pronto para inoculação e determinado à temperatura ambiente. A aferição do pH pode ser executada após a dissolução, levando em consideração que ocorre alteração na esterilização (em geral diminuição de 0,2 unidades). É necessário especial cuidado no pH final dos meios de cultura que sofrem suplementação após esterilização, uma vez que alguns suplementos podem ter um pH diferente do desejado. Tal fato pode não ocorrer em meios de cultura que sofram suplementação após a esterilização, entretanto na maioria das vezes, desde que tenha sido utilizada vidraria limpa, água adequada, o meio apresenta o pH especificado.

Outro fator que influencia na preparação é a temperatura, pois ao preparar um meio de cultura, não pode manter a temperatura ambiente uma solução não estéril por mais de uma hora, devido à possibilidade de evaporação de água e de crescimento microbiano, o que torna o meio contaminado com metabólitos bacterianos e com sua composição inicial alterada. As soluções não estéreis não podem, também, ser mantidas em altas temperaturas antes de serem esterilizadas em autoclave (por exemplo, dentro de autoclave quente, esperando uma hora conveniente para iniciar a autoclavagem), uma vez que haverá cisão de vários ingredientes do meio.

É necessário a desaeração de meios de cultura para micro-organismos anaeróbios. A ISO/TS 11133-1 (2009) recomendada afrouxar as tampas dos tubos ou frascos e ferver em banho de água por 15 minutos, em seguida apertar as tampas e resfriar imediatamente em banho de gelo.

MÉTODOS

Preparar meios de cultura desidratados. Estes meios apresentam-se no mercado sob a forma de pó ou de granulado. Os meios de cultivo desidratados apresentam um baixo conteúdo microbiano e, em geral, estão livres de micro-organismos termo-resistentes. São mais ou menos higroscópicos. Por este motivo, os frascos que os contêm são hermeticamente fechados com tampa de rosca e somente devem ser abertos em ambientes secos. Devem ser preparados e estocados de acordo com a orientação do fabricante. Registrar a data em que o frasco foi aberto e colocado em uso.

Depois de abertos, estocar os frascos em local seco, protegidos da umidade, mantendo as tampas sempre bem fechadas. Material altamente higroscópico, com advertência em rótulo, deve ser mantido em dessecador. Uma alternativa adequada para evitar a hidratação dos meios de uso menos frequente é a sua aliquotização. É necessário registrar o procedimento em caderno especialmente destinado para o fim. Uma maneira simples e barata é a distribuição do meio pré-pesado em sacos plásticos resistentes, fazendo vácuo e selando imediatamente. Assim é possível conservar o meio por um tempo maior. A hidratação do meio de cultura no frasco pode alterar significativamente sua composição impossibilitando as respostas esperadas.

Preparação de meio líquido

Componentes do meio de Infusão de Coração e Cérebro (BHI):

Infusão de coração de boi 5,0g
Infusão de cérebro de bezerro 12,5g
Proteose peptona 10g
Glicose 2g
Cloreto de sódio 5g
Fosfato de sódio 2,5g
Água destilada 1.000mL

Execução:

a) Adicionar 100 mL de água destilada ao ingrediente previamente pesado.

b) Dissolver os ingredientes agitando com uma bagueta, desfazendo qualquer grumo que venha a se formar.

c) Verificar o pH (7,2 - 7,4).

d) Distribuir 5 mL em tubo 10 x 140 mm e tampar, quando a tampa for de rosca, deixar frouxa, para permitir a entrada do vapor.

e) Esterilizar em autoclave à 121°C por 15 minutos.

Preparação de meio sólido em placa

Componentes do meio Mac Conkey (MC):

Peptona 17,0g
Lactose 10,0g
Mistura de sais biliares 5g
Cloreto de sódio 5,0g
Ágar 12g
Vermelho neutro 0,075g
Cristal violeta 0,001g
Água destilada 1.000mL

Execução:

a) Adicionar 100 mL de água destilada aos ingredientes previamente pesados.

b) Deixar de molho por alguns minutos e então, aquecer e agitar frequentemente até a fusão do Agar.

c) Verificar o pH (7,2 - 7,4).

d) Colocar em balão e tampar com tampão de algodão.

e) Esterilizar em autoclave à 121°C por 15 minutos.

f) Esperar que o meio esfrie até cerca de 45°C.

g) Destampar o balão em câmara de fluxo laminar ou na zona estéril de um bico de Bunsen, flambando-lhe a boca para inativar eventuais micro-organismos.

h) Despejar cerca de 20 mL do meio de cultura nas placas de Petri de 90mm de diâmetro, abrindo-se esta ao lado da chama do bico de Bunsen. Assim que o meio de cultura for despejado, recolocar rapidamente a tampa na placa.

i) Deixar a placa em posição horizontal, até que o meio de cultura se solidifique completamente.

Preparação de meio sólido em tubo

Componentes do meio Agar Nutriente (NA):

Extrato de carne 1g
Extrato de levedura 2g
peptona 5g
cloreto de sódio 5g
ágar 15g
água destilada 1.000mL

Execução:

a) Adicionar 100 mL de água destilada aos ingredientes pesados.

b) Deixar de molho por alguns minutos e então, aquecer e agitar frequentemente até a fusão do Agar.

c) Verificar o pH (7,2 - 7,4).

d) Distribuir em tubos 10 x 140 mm aproximadamente 10mL por tubo e tampar, quando a tampa for de rosca, deixar frouxa, para permitir a entrada do vapor.

e) Esterilizar em autoclave à 121ºC por 15 minutos.

f) Retirar da autoclave e inclinar os tubos para solidificar o ágar inclinado.

Cuidados na esterilização em vapor sob pressão – autoclave

- Cobrir as tampas dos frascos com papel alumínio ou papel Kraft e prender para proteção contra recontaminação e evaporação durante a estocagem posterior.

- Afrouxar as tampas dos frascos e tubos com tampa de rosca, para permitir a entrada do vapor.

- Não encher demasiadamente a autoclave, para não interferir na exaustão de ar e entrada de vapor.

- Manter entre os frascos uma distância mínima de meia polegada (1,27 cm), em todas as direções.

- Não esterilizar frascos com volume de meio maior do que 3 a 4% da capacidade da autoclave.

- A esterilização pelo calor úmido deve ser feita em autoclaves a vapor saturado, operando com o binômio tempo/temperatura de 121ºC, mas o tempo de subida não deve ultrapassar dez minutos, a partir do início da exaustão de ar.

O mecanismo e monitoramento da esterilização em autoclave está descrito no capítulo 9: Ação Antimicrobiana de Agentes Físicos.

Esterilização por filtração

A esterilização por filtração é utilizada para meios de cultura sensíveis ao calor como também para a esterilização de suplementos, que serão adicionados à bases de meios de cultura. Essa esterilização é realizada utilizando-se um filtro membrana estéril, com poro de 0,2 ou 0,45 µm, que retém os micro-organismos. Só é aplicável a líquidos límpidos e sem sólidos em suspensão. As membranas são de éster de celulose, nylon ou politetrafluoroetileno.

A esterilização por filtração pode ser feita de duas formas: filtração a vácuo, utilizando um conjunto de filtração, ou filtração sob pressão, utilizando seringas.

Identificação e estocagem

Os meios, após sua preparação, devem ficar sobre o balcão até o esfriamento à temperatura ambiente, sendo posteriormente rotulados de maneira a conter a identificação do lote e o prazo de validade. Devem ser embalados com material adequado para preservar sua esterilidade e proteger da dessecação do refrigerador. A estocagem deve ser realizada em refrigerador ou câmara fria (temperatura em torno de 4 a 8°C).

A ISO/TS 11133-1 (2009) recomenda para armazenamento de meios basais, antes da adição dos suplementos que, pode-se estocar por até três meses sob refrigeração ou por até um mês à temperatura ambiente. Depois da adição do suplemento, usar no mesmo dia e, no caso de meios sólidos, não fundir novamente.

Meios de cultura completos que não contém ingredientes sensíveis ao calor são estocados como meios basais antes de serem distribuídos em placas. Quando estes meios já estiverem distribuídos em placas, estocar sob refrigeração (entre 4 e 12°C), por uma semana no máximo, ou como recomendado pelo fabricante em refrigerador exclusivo para meios de cultura. São recomendadas limpeza e manutenção periódicas dos refrigeradores. Os meios contendo corantes ou outros ingredientes sensíveis devem ser protegidos da luz. A vida de prateleira é maior se as placas forem envolvidas parafilme/filme plástico ou bolsas plásticas, prevenindo a desidratação e a contaminação acidental. Para evitar condensação, as placas devem ser refrigeradas antes de embrulhar com filme plástico. Os meios devem ser descartados quando for verificada perda de umidade, mudança de cor, crescimento microbiano ou qualquer outra alteração.

Controle de qualidade

Toda partida de meio de cultura produzido deve ser testada quanto à esterilidade e desempenho. Para o teste de esterilidade deve ser destinada uma quantidade de pelo menos 5% do total produzido para lotes de até 100 unidades. Quando o volume for maior que 100 unidades deve-se utilizar 10 unidades separadas nas diferentes etapas do processo. Devem-se utilizar diferentes temperaturas de incubação (36°C e 25°C) pelo menos por 48 horas. O teste de desempenho deve ser realizado através da utilização de cepas padrões conhecidas de procedência confiável. Todos os procedimentos de controle devem ser obrigatoriamente registrados.

REVISÃO DO CAPÍTULO

Questões a serem exploradas

1. Observe a composição de cada meio de cultura preparado e, selecione os nutrientes que possuam função de: doadores de elétrons, fontes de carbono e fontes de nitrogênio.

2. Idealize uma tabela contendo os indicadores de pH que os meios de cultura preparados possuem e descreva as cores que apresentam em pH neutro, ácido e básico.

3. Idealize meios de cultura que possam ser utilizados desde a coleta de uma amostra (água, alimentos, material clínico) até a preservação da cultura bacteriana após sua identificação.

4. Os meios de cultura preparados são para bactérias quimio-organotrófica heterotrófica. Idealize meios de cultura para bactérias quimiolitotrófica autotróficas e fotolitotrófica autotróficas.

6

Cultivo de bactérias

OBJETIVOS

1. Realizar diferentes técnicas de cultivo de bactérias em meio de cultura líquido, sólido e Petrifilm.

2. Verificar a presença ou ausência de crescimento bacteriano nos meios inoculados.

3. Definir e descrever as características morfológicas de uma colônia.

4. Diferenciar cultura pura de cultura mista.

5. Realizar técnicas de cultivo de bactérias para obtenção de colônias isoladas.

6. Realizar metodologia para quantificar o crescimento microbiano.

INTRODUÇÃO

Os micro-organismos necessitam de um meio de cultura adequado para seu crescimento *in vitro* (ver capítulo 5). Mas, além dos componentes presentes no meio, outros fatores interferem no seu desenvolvimento: são fatores ambientais como temperatura (psicrófilas, mesófilas, termófilas e termófilas extremas) e tensão de oxigênio (aeróbias, anaeróbias, microaerófilas e anaeróbias facultativas).

Inoculando um microrganismo em um meio de cultura que possua todos estes requisitos nutritivos e fatores ambientais favorecidos, o microrganismo inicia seu desenvolvimento neste meio, passando pelas diversas fases da *curva de crescimento*, desde a fase de latência, logarítmica, estacionária, até a fase da morte.

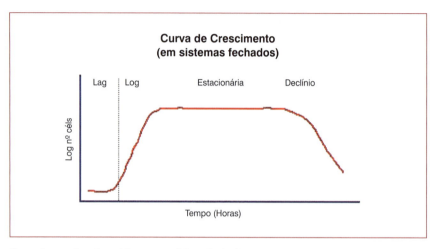

Figura 6.1 – *Curva de crescimento padrão, em um sistema fechado.*
Fonte: Disponível em: http://vsites.unb.br/ib/cel/microbiologia/crescimento/crescimento.html#curva. Acesso em: 30 jun. 2010.

A fase logarítmica (exponencial) é caracterizada por divisões sucessivas (cissiparidade), originando a formação de um grupamento de bactérias da mesma espécie, que é denominado **colônia**. Esta é visualizada sem o auxílio do microscópio, sendo então considerada como característica macroscópica das bactérias.

Como cada espécie possui um tipo morfológico colonial diferente, estas devem ser analisadas quanto à elevação, forma, tamanho, bordas e pigmentação. Em um meio de cultura, um único tipo de colônia observado é denominado **cultura pura**; vários tipos de colônia, **cultura mista**.

Em microbiologia, há vários métodos de cultivo de bactérias; alguns são utilizados para exames qualitativos e outros para estudos quantitativos (contagem de bactérias), as quais serão descritos no item Métodos.

MÉTODOS

Indica-se a realização de uma bacterioscopia antes da inoculação com o objetivo de uma melhor escolha do meio de cultura a ser semeado.

Normas utilizadas

As seguintes normas devem ser seguidas nas inoculações dos meios de cultura:

a) A alça em anel e a agulha devem sempre ser flambadas antes e depois de qualquer semeadura de micro-organismo, ou seja, devem ser aquecidas ao rubro no cone interno da chama do bico de Bunsen. Para a coleta de material, devem ser esfriados na parte interna do recipiente com meio de cultura.

b) Os recipientes (tubos de ensaio, placas de Petri etc.) com meio de cultura devem sempre ser abertos próximo ao bico de Bunsen.

c) A boca dos tubos de ensaio deve ser aquecida após a retirada e antes da colocação da tampa. A tampa nunca deve ser colocada sobre o balcão, sendo retirada e mantida segura pelo dedo mínimo da mão direita durante a semeadura.

Técnica de cultivo de bactérias em meio de cultura líquido

Transferir uma alíquota da cultura da bactéria *E. coli* para o meio de cultura líquido (BHI) utilizando a alça em anel.

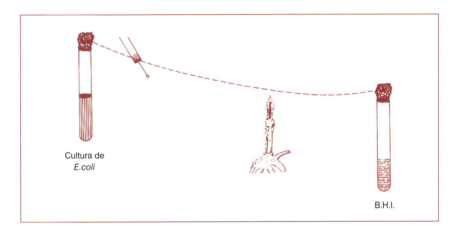

Técnica de cultivo de bactérias em meio de cultura sólido inclinado

Transferir uma alíquota da cultura da bactéria *S.aureus* para um meio de cultura inclinado (NA) fazendo estrias na superfície do ágar, utilizando a alça em anel.

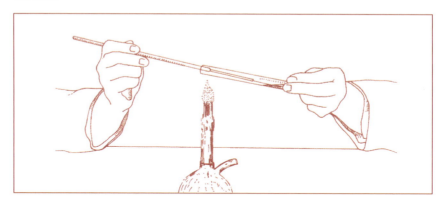

Técnica de cultivo de bactérias em meio de cultura semi-sólido em tubo (picagem profunda)

Transferir uma alíquota da cultura de bactérias de *Proteus sp* para um meio de cultura semi-sólido (SIM) utilizando uma agulha: a semeadura deverá ter a profundidade de 2/3 do meio e não deverá ser mais do que uma única picada.

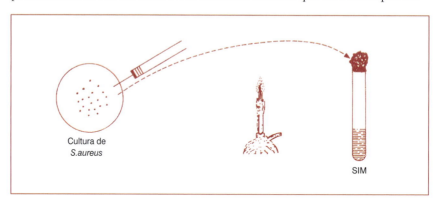

Técnica de cultivo de bactérias em meio de cultura sólido em placa (técnica de esgotamento)

A técnica do esgotamento em placa consiste em depor sobre um ponto da superfície do meio de cultura uma alíquota da cultura e depois espalhá-la em dois ou três setores, por meio de alça em anel, sem recarregá-la, de maneira a obter quantidades progressivamente menores da cultura.

Deve-se obter rarefação suficiente da cultura, de modo a formar colônias perfeitamente isoladas.

Esta técnica de semeadura é esquematizada a seguir:

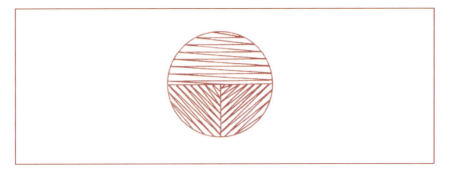

O sucesso desta técnica está em:

a) Realizar grande número de estrias.

b) Não perfurar o meio de cultura.

c) Não voltar a alça sobre a estria já realizada.

d) Coletar pequena quantidade da cultura para semeá-la na superfície do meio de cultura.

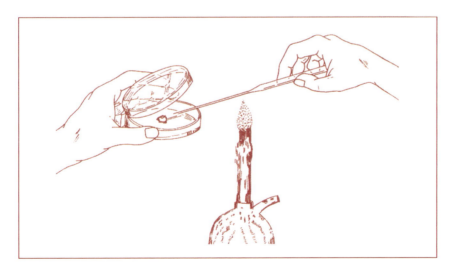

A partir destas considerações deve-se semear, em placas de ágar Mac Conkey, as culturas de *E. coli* e *Proteus* sp. e, em seguida utilizar a mesma técnica para cultivar *S. aureus* e *S. epidermidis* em placas de Ágar Sangue.

Técnica de cultivo em placa - *pour-plate*

A técnica *pour-plate* pode ser realizada com o objetivo de se obter colônias isoladas (estudo qualitativo) ou para realizar a contagem de colônias em placa (estudo quantitativo).

Para a realização do estudo quantitativo, deve-se agitar a cultura de *E. coli* em meio BHI e transferir 0,1 mL desta para 9,9 mL de água de diluição (10^{-2}), agitar este tubo e transferir 0,1 mL para outro tubo contendo 9,9 mL de água de diluição (10^{-4}). A seguir, realizar nova diluição, transferindo 0,1 mL deste tubo para outro contendo 9,9 mL de água de diluição (10^{-6}).

Após realizar as diluições, deve ser feito o plaqueamento, agitando-se e retirando-se 1 mL de cada diluição e transferindo para placas estéreis. Em seguida, colocar 15 a 20 mL de ágar para Contagem em Placas (PCA) fundido em cada uma delas. As placas devem ser suavemente submetidas a movimentos rotatórios, visando a perfeita mistura da cultura com o ágar; esperar solidificar e inverter as placas.

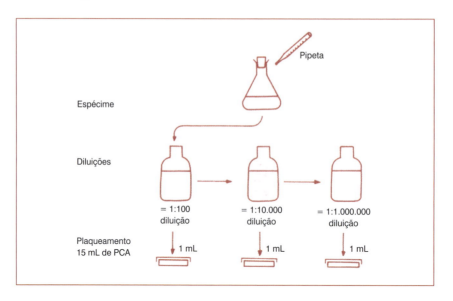

Técnica de cultivo em placa – petrifilm para contagem de aeróbios

Petrifilm Placa para Contagem de Aeróbios (AC) é um sistema de meio de cultura que contém os nutrientes do ágar padrão de contagem, um agente gelificante solúvel em água fria e um indicador tetrazólico para facilitar as enumerações das colônias. Essas placas não são esterilizadas.

Preparação da amostra

Para a realização do estudo quantitativo, deve-se agitar a cultura de *E. coli* em meio BHI e transferir 0,1 mL desta para 9,9 mL de água de diluição (10^{-2}), agitar este tubo e transferir 0,1 mL para outro tubo contendo 9,9 mL de água de diluição (10^{-4}). A seguir, realizar nova diluição, transferindo 0,1 mL deste tubo para outro contendo 9,9 mL de água de diluição (10^{-6}).

Após realizar as diluições, homogeneizar a amostra diluída 10^{-6} em agitador tipo vortex.

Semeadura

1. Colocar a placa em uma superfície plana.
2. Levantar o filme superior e colocar 1 mL da amostra diluída (10^{-6}) no centro do filme inferior.
3. Deixar o filme superior cair sobre a amostra inoculada.
4. Posicionar o difusor plástico no centro da placa com o lado rebaixado voltado para baixo.
5. Distribuir a amostra uniformemente pressionando delicadamente o centro do difusor plástico. Não arrastar o difusor sobre o filme.
6. Remover o difusor e não tocar na placa pelo menos um minuto para deixar que o gel solidifique.

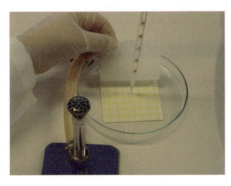

Figura 6.2 – *Inoculação de bactéria pela técnica de cultivo em placa – petrifilm para contagem de aeróbios.*

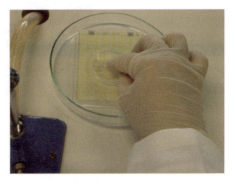

Figura 6.3 – *Técnica de cultivo em placa – petrifilm para contagem de aeróbios – aplicação de difusor.*

Técnica de cultivo em placa – membrana filtrante

A técnica da *membrana filtrante* possibilita obter colônias isoladas para análise de suas características morfológicas (estudo qualitativo) como também para realizar a contagem em placa (estudo quantitativo).

Para a realização do estudo quantitativo, deve-se agitar a cultura de *E. coli* em meio BHI e transferir 0,1 mL desta para 9,9 mL água de diluição (10^{-2}), agitar este tubo e transferir 0,1 mL para outro tubo contendo 9,9 mL de água de diluição (10^{-4}). A seguir, realizar nova diluição, transferindo 0,1 mL deste tubo para outro contendo 9,9 mL de água de diluição (10^{-6}).

Após realizar as diluições, homogeneizar a amostra diluída 10^{-6} em agitador tipo vortex, retirar 10 mL dessa diluição e colocar em 90 mL da mesma água de diluição (10^{-7}), agitar e verter cuidadosamente no copo do conjunto de filtração (composto por porta filtro, kitasato e copo de filtração), previamente esterilizado em autoclave (121ºC/15'). Ligar a bomba de vácuo e proceder à filtração. Após a filtração e ainda com a bomba ligada enxaguar as paredes do copo com 20 a 30 mL de água de diluição para recolher eventuais micro-organismos aderidos. Desligar a bomba antes que a membrana seque excessivamente. Retirar o copo e, com uma pinça flambada e resfriada transferir a membrana para placa com meio de cultura PCA/Ágar m-Endo, com a face quadriculada para cima. Se houver formação de bolhas, deve-se levantar a borda da membrana mais próxima das bolhas e recolocá-la de forma a eliminar as bolhas, para que haja contato dos micro-organismos com os nutrientes.

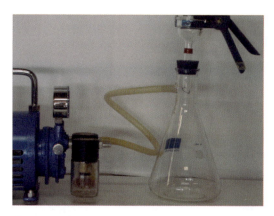

Figura 6.4 – *Conjunto de filtração – Millipore.*

Condições de incubação

Após a realização do cultivo das bactérias em meios de cultura BHI, NA, SIM, MC e AS, esses deverão ser incubados em ambiente com tensão de oxigênio e temperatura ideal para desenvolvimento desses micro-organismos. Os meios de cultura em placa devem ser incubados invertidos. Como as bactérias cultivadas são anaeróbias facultativas e mesófilas, elas devem ser incubadas a 35°C (estufa bacteriológica) com tensão de oxigênio ambiental. O período de incubação deve ser entre 18 e 24 horas, porque estas bactérias possuem tempo de geração de cerca de 20 e 30 minutos; isto significa que após este período estarão na sua fase logarítmica de crescimento, sendo visíveis macroscopicamente.

As Placas Petrifilm AC devem ser incubadas na posição horizontal com o lado transparente para cima, em pilhas de até 20 placas. O ambiente da incubadora deve estar umidificado. A temperatura de incubação deve ser de 30°C ± 1°C por 72 ± 3 horas.

A placa de PCA/Ágar m-Endo com a membrana filtrante deve ser incubada invertida a 35°C e, preferencialmente acondicionada em saco ou bandeja com papel toalha ou papel filtro úmido para evitar desidratação, em período de 24 horas.

RESULTADOS E INTERPRETAÇÕES

Resultados do crescimento da bactéria no meio de cultura líquido

Para realizar a leitura dos resultados desta técnica deve-se observar os seguintes itens:

- *Distribuição de crescimento no meio de cultura:* pode ter crescimento uniformemente distribuído (nitidamente turvo); crescimento confinado à superfície do meio como uma espuma ou filme (película); ou crescimento acumulado como sedimento que pode ser granular ou viscoso.

- *Odor*: pude ser pútrido, aromático, ou desprezível.

Registrar os resultados no quadro abaixo:

Itens analisados	Bactéria *E. coli*
Distribuição de crescimento	
Odor	

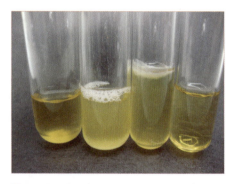

Figura 6.5 – *Bactérias em meio de cultura líquido. Da esquerda para a direita:*
1º tubo: crescimento de bactérias na forma de sedimento; 2º tubo: crescimento de bactérias apresentando turvação; 3º tubo: crescimento de bactérias apresentando turvação e película na superfície do meio de cultura; 4º tubo: contém meio estéril.

Interpretações

O meio líquido BHI utilizado neste experimento é um meio de enriquecimento não seletivo, devido ter uma grande concentração de nutrientes e não ter nenhuma substancia seletiva; observa-se este fato analisando sua composição, a qual está descrita no capítulo 5. Por ser um meio de cultura rico em nutrientes é que se obteve os resultados verificados.

Meio de enriquecimento não seletivo é utilizado para isolar micro-organismos fastidiosos, entre eles os patogênicos em humanos.

Resultados do crescimento da bactéria em meio de ágar inclinado

Para avaliar a leitura dos resultados desta técnica deve-se observar os seguintes itens:

- *Consistência da massa de crescimento:* pode ser butírica ou de consistência semelhante à de manteiga, facilmente removível com a alça de platina; viscosa ou mucoide; seca ou quebradiça.

- *Cromogênese ou pigmentação:* pode ser opaca, translúcida ou com pigmento.

Registrar os resultados no quadro abaixo:

Itens analisados	Bactéria S. aureus
Consistência da massa de crescimento	
Cromogênese	

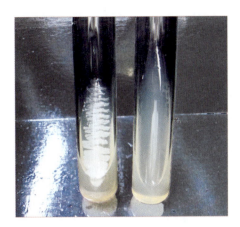

Figura 6.6 – *Bactérias em meio de cultura sólido inclinado. Da esquerda para a direita: 1º tubo: contém meio de cultura com colônias de bactérias de consistência butírica e pigmento branco-amarelado; 2º tubo: contém meio de cultura estéril, ausência de bactérias.*

Interpretações

O meio de ágar inclinado utilizado neste experimento é de manutenção, e, analisando-se sua composição descrita no capítulo 5, pode-se verificar que é um meio de cultura pobre em nutrientes, desse modo, obteve-se os resultados observados.

Resultados do crescimento da bactéria em meio sólido em tubo – picagem profunda

O modo de se observar um resultado quando se utiliza esta técnica é o seguinte:

- *Resultado positivo:* há crescimento por todo o meio de cultura.
- *Resultado negativo:* há crescimento somente no local da inoculação.

Registrar o resultado no quadro abaixo:

Itens analisados	Bactéria *Proteus sp*
Resultado negativo	
Resultado positivo	

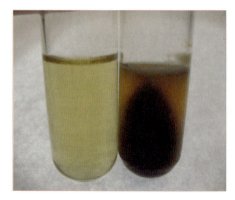

Figura 6.7 – *Meio de cultura semi-sólido – técnica de picagem profunda. Da esquerda para a direita: 1º tubo: contém meio de cultura estéril, ausência de bactérias; 2º tubo: contém meio de cultura com bactérias móveis.*

Interpretações

O meio de cultura utilizado foi o SIM, o qual possui uma quantidade menor de ágar, permitindo a locomoção de bactérias.

Resultados do crescimento da bactéria em meio de cultura sólido em placa - técnica de esgotamento

Quando há desenvolvimento de colônias isoladas na superfície do meio, considera-se o isolamento correto. Neste método verificam-se as características de colônias quanto aos seguintes aspectos:

- *Tamanho:* o tamanho das colônias varia desde dimensões muito pequenas (puntiformes), com apenas uma fração de milímetros de diâmetro, até colônias muito grandes, com 5 a 10 mm de diâmetro. Outras bactérias (p. ex. *Proteus sp*) espalham-se sobre toda a superfície do ágar.

- *Bordos:* a periferia das colônias bacterianas forma muitos desenhos diferentes, dependendo da espécie. Podem ser inteiros, ondulados, lobulados, denticulados ou franjados.

- *Elevação:* chatas, espraiadas, convexas (baixa e alta), umbilicada, centro saliente.

- *Cromogênese ou pigmentação:* semelhante ao que foi descrito no item anterior sobre pigmentação.

- *Forma:* as colônias podem ser circulares, irregulares ou rizoides.

- *Consistência da massa de crescimento:* semelhante ao que foi descrito no item anterior sobre consistência da massa de crescimento.

Registrar os resultados no quadro abaixo:

Características das colônias	Ágar sangue		Mac Conkey	
	S. aureus	S. epidermidis	E. coli	Proteus sp
Tamanho				
Bordos				
Elevação				
Cromogênese				
Forma				
Consistência				

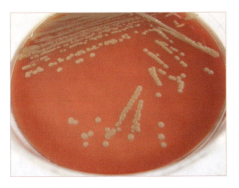

Figura 6.8 – Bactéria em meio de cultura sólido em placa – ágar sangue (técnica de esgotamento).

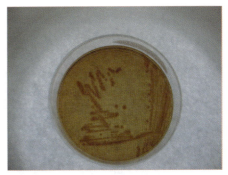

Figura 6.9 – Bactéria – gênero Proteus sp inoculada em meio de cultura sólido em placa – Mac-Conkey (técnica de esgotamento).

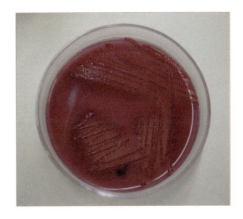

Figura 6.10 – Bactéria – gênero E.coli inoculada em meio de cultura sólido em placa – Mac-Conkey (técnica de esgotamento).

Interpretações

Como se pode observar, cada espécie de bactéria possui uma colônia que a caracteriza.

O meio de cultura utilizado Mac Conckey (MC) é seletivo diferenciador, cuja composição foi descrita no capítulo 5. O Ágar Sangue (AS) é caracterizado como enriquecedor diferenciador devido à composição descrita abaixo:

Meio Ágar Sangue (AS):

extrato de carne 10g
peptona neutralizada 10g
cloreto de sódio 5g
Ágar 15g
Sangue total 7%
Água destilada .... 1000 mL

O meio MC é seletivo para bactérias Gram-negativas porque possui sais de bile e de cristal violeta, que interferem no metabolismo das bactérias Gram-positivas. É também diferenciador devido à presença de lactose na sua composição, que diferencia as bactérias que fermentam a lactose das que não a fermentam. Este meio possui como indicador de pH o vermelho neutro, cuja viragem a pH ácido é rosa e pH alcalino é amarelado. Se as bactérias semeadas fermentarem a lactose e liberarem ácido, suas colônias se tornarão rosa ou se não fermentarem, ficarão amareladas.

O meio AS é enriquecedor porque é rico em nutrientes. É também diferenciador porque algumas bactérias podem hemolisar totalmente as hemácias ao redor das colônias (beta-hemólise), hemolisar parcialmente (alfa-hemólise), ou ainda não hemolisar (gama-hemólise).

Observar as placas de MC semeadas com *E. coli* e *Proteus* sp., e as placas de AS semeada com S. *aureus* e S. *epidermidis.*

Registrar os resultados no quadro abaixo:

Bactérias	MC			AS	
	Crescimento (+ou-)	Cor da colônia	Fermentação da lactose (+ ou-)	Crescimento (+ ou -)	Tipo de hemólise
E. coli					
Proteus sp					
S. aureus					
S. epidermidis					

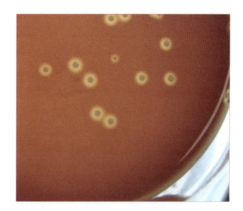

Figura 6.11 – Bactéria – S.aureus inoculada em meio de cultura sólido em placa - Ágar sangue – beta hemólicse.

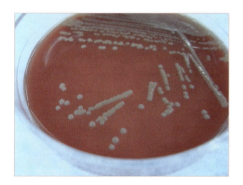

Figura 6.12 – Bactéria em meio de cultura sólido em placa – ágar sangue – gama hemólise.

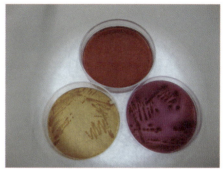

Figura 6.13 – Bactéria em meio de cultura sólido em placa – Mac-Conkey. Bactéria Gram-negativa fermentadora da lactose (rosa), bactéria Gram-negativa não fermentadora da lactose (amarelada) e placa com meio de cultura estéril.

Resultados do crescimento da bactéria em meio de cultura sólido em placa - técnica *pour-plate*

Para o estudo quantitativo, deve-se realizar a contagem de colônias escolhendo a placa que contenha entre 30 e 300 colônias. Para melhor visualização das colônias proceder a contagem em microscópio esteroscópio ou aparelho para contagem de colônias com aumento de 10 a 15 vezes. Em seguida, realizar o cálculo do número de unidades formadoras de colônias/mL (**UFC/mL**):

$$\frac{\text{N}^\circ \text{ de colônias contadas na placa}}{\text{diluição da amostra}} = \textbf{UFC/mL}$$

Diluição analisada	Resultado obtido

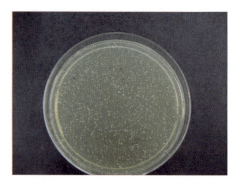

Figura 6.14 – *Bactéria – E.coli inoculada pela técnica pour plate.*

Interpretações

No resultado foi colocada a expressão "unidades formadoras de colônia por mL" e não "número de bactérias por mL", pois sabe-se que cada célula bacteriana formará uma colônia, porque se as células tiverem tendência para formar agregados (como estafilococos ou estreptococos), as contagens resultantes serão mais baixas do que o número de células individuais, já que cada um dos agregados produzirá apenas uma colônia.

Resultados do crescimento da bactéria em meio de cultura sólido em placa – petrifilm para contagem de aeróbios

As Placas Petrifilm AC podem ser contadas em um contador de colônias comum ou com qualquer outra fonte de amplificação. A área de crescimento circular é de aproximadamente 20cm^2. Em placas que contenham mais de 250 colônias, as contagens podem ser estimadas, contando-se o número de colônias em um ou mais quadrados representativos e determinando-se o número médio por quadrado. Multiplicar o número médio por 20 para determinar a contagem total por placa. Contar todas as colônias vermelhas, as quais tiveram reação bioquímica com o indicador tetrazólico.

Observação:

- Altas concentrações de colônias nas placas farão com que toda a área de crescimento fique vermelha ou rosa. Ocasionalmente, em placas muito cheias de colônias, o centro poderá não conter colônias visíveis, porém colônias pequenas poderão ser vistas nas bordas. Quando isso ocorrer, é necessário diluir mais a amostra para obter uma contagem mais precisa.

- Alguns micro-organismos poderão liquefazer o gel que, ao se espalhar impedirá a visualização da presença de outras colônias. Neste caso, deverá ser feita uma contagem estimada contando-se as colônias em áreas não afetadas.

- As colônias podem ser isoladas para identificação futura. Levante o filme superior e retire a colônia do gel. Utilize testes padrão de identificação. Uma vez terminada a incubação, as Placas Petrifilm podem ser congeladas a temperaturas $>/= -15°C$ para armazenamento, por até uma semana, para contagem posterior. Isto só se recomenda caso as placas não possam ser enumeradas imediatamente após a incubação.

Diluição analisada	Resultado obtido

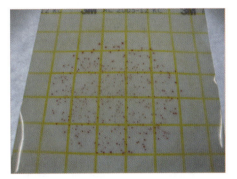

Figura 6.15 – Bactéria – E.coli inoculada em Petrifilm.

Interpretações

Esse método permite uma contagem rápida e precisa das colônias, fornece resultado consistente e de fácil leitura, reduzindo as chances de erro, comuns nos métodos convencionais de plaqueamento. A presença do indicador tetrazólico, o qual deixa as colônias vermelhas, facilita a contagem. É indicado para contagem de bactérias em alimentos, no entanto, não deve ser utilizado para contagem de alimentos pasteurizados e diagnóstico de amostras clínicas de animais e seres humanos.

Resultados do crescimento da bactéria em meio de cultura sólido em placa – membrana filtrante

Para o estudo quantitativo, deve-se realizar a contagem de colônias em placa que contenha entre 20 a 200 colônias. Para melhor visualização das colônias proceder a contagem em microscópio esteroscópio ou aparelho para contagem de colônias com aumento de 10 a 15 vezes.

Seguir as orientações abaixo para contagem e cálculo do número de UFC/mL:

a) Se o número de colônias por quadrícula da membrana for menor ou igual a 2, contar todas as colônias presentes e dividir pelo volume filtrado, para obter o número de UFC/mL.

b) Se o número de colônias por quadrícula estiver na faixa de 3 a 10, contar 10 quadrículas e tirar a média por quadrícula. Multiplicar esse valor por 100 e dividir pelo volume filtrado, para obter o número de UFC/mL da mesma forma.

c) Se o número de colônias por quadrícula for maior que 20, expressar o resultado como maior do que 2000 dividido pelo volume filtrado.

Diluição analisada	Resultado obtido

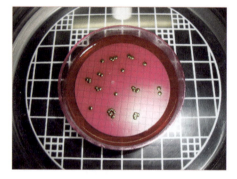

Figura 6.16 – *Resultado da técnica de cultivo em placa – membrana filtrante.*

Interpretações

Esse método permite uma contagem rápida e precisa das colônias, mesmo quando a amostra contém pequena quantidade de microrganismo. É indicado para contagem de bactérias em água, sendo mais rápida que as técnicas convencionais.

REVISÃO DO CAPÍTULO

Questões a serem exploradas

1. Foram discutidos nesse capítulo três métodos para quantificar crescimento microbiano. Faça uma pesquisa mostrando a comparação entre as técnicas de contagem convencional (*pour plate*) e as de membrana filtrante e Petrifilm.

2. Durante o preparo de uma torta de creme ocorreu acidentalmente a sua contaminação com seis células de *S. aureus.* Considerando que o tempo de geração de *S. aureus* é de 60', explique quantas células deveriam existir na torta após 7 horas.

3. Como uma simples célula bacteriana invisível a olho nu origina uma colônia visível em meio de cultura sólido? Com base nesse fato, dar o princípio que norteia os métodos de contagem de bactérias viáveis em meios de cultura sólido?

4. Pesquise 2 bacilos Gram-negativos que fermentam a lactose encontrados como contaminantes de água e outros 2 bacilos Gram-negativos não fermentadores da lactose responsáveis por infecções bacterianas.

5. Relacione bactérias que possuem forma de cocos Gram-positivos que apresentam diferentes tipos de hemólise.

1

Cultivo de bactérias anaeróbias e verificação da atmosfera de crescimento

OBJETIVOS

1. Classificar as bactérias quanto à tensão de oxigênio.

2. Cultivar bactérias anaeróbias em laboratório.

3. Verificar as exigências de diferentes tipos de bactérias quanto à tensão de oxigênio.

4. Realizar inoculação de bactérias anaeróbias em meios de cultura sólidos em camadas.

INTRODUÇÃO

Os micro-organismos de acordo com a capacidade que possuem em utilizar o oxigênio como receptor terminal de elétron em suas reações metabólicas podem ser divididos em:

- *Bactérias aeróbias:* necessitam do oxigênio para o metabolismo.

- *Microaerófilas:* apesar de utilizarem o oxigênio, não crescem em atmosfera com 20% de oxigênio, tampouco em condições estritamente anaeróbias.

- *Bactérias anaeróbias facultativas:* são aquelas que crescem em atmosfera aeróbia ou anaeróbia.

- *Bactérias anaeróbias:* estas podem ser classificadas em anaeróbias obrigatórias estritas, moderadas e anaeróbias aerotolerantes.

- *Anaeróbias obrigatórias estritas:* são incapazes de crescer na superfície de meios sólidos expostos a níveis de oxigênio acima de 0,5%.

- *Anaeróbias obrigatórias moderadas:* são as bactérias que podem crescer quando expostas a níveis de oxigênio variando de 2 a 8%.

- *Anaeróbios aerotolerantes:* apresentam um crescimento limitado ou escasso em meios sólidos incubados em condições atmosféricas ambientais ou em estufa com 5 a 10% de dióxido de carbono, mas apresentam bom crescimento sob condições anaeróbias.

Para as bactérias anaeróbias o oxigênio é tóxico, pois pode resultar na adição de um elétron à molécula de oxigênio formando um radical superóxido, o qual causa danos a bactéria. A partir do radical superóxido pode originar peróxido de hidrogênio e radicais hidroxila (OH) que podem destruir a bactéria.

Para proteção a bactéria aeróbia e anaeróbia facultativas produz superóxido dismutase que elimina os radicais superóxidos convertendo-os em peróxido de hidrogênio que podem ser metabolizados por enzimas catalase e peroxidase.

Cultivo de bactérias anaeróbias

- Câmara de anaerobiose ou glove Box: é uma cabina hermética, de plástico transparente, à prova de ar e gás. O ambiente interno na cabine é saturado com uma mistura de hidrogênio, dióxido de carbono e nitrogênio. Qualquer resíduo de oxigênio é removido pela reação com o hidrogênio, na presença do catalisador paládio.

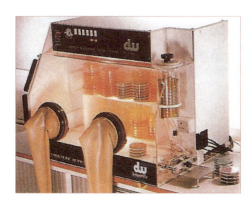

Figura 7.1 – *Cabine de anaerobiose. A manipulação das culturas é com as luvas.*
Fonte: Gisllespie, 2006.

- *Jarras de anaerobiose:* é um recipiente de metal ou plástico com tampa com fechos herméticos. São equipados com catalisadores de esfera de alumínio revestidas de paládio, que eliminam o oxigênio do ambiente por meio de combinação com o hidrogênio, formando água. A seguir estão relacionados três procedimentos:

Procedimento 1

A jarra é conectada a cilindro de CO_2, portanto o ar extraído é substituído por uma mistura de nitrogênio, dióxido de carbono e hidrogênio. Em seguida é esperado o momento no qual o hidrogênio reage com o oxigênio do ambiente, formando a água. Esta reação é catalisada pelo paládio cuja comprovação é demonstrada com a formação do vácuo. Depois disto é adicionado CO2 e a jarra incubada a temperatura de 35°C.

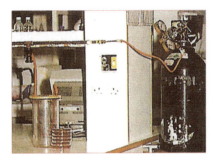

Figura 7.2 – *As placas são colocadas em uma jarra conectada a um cilindro de CO_2.*
Fonte: Gisllespie, 2006.

Procedimento 2: Sistema Gáspak

Esse método consiste em colocar no interior da jarra um envelope de alumínio, contendo 2 tabletes, um de ácido cítrico e bicarbonato e outro de boroidreto. Adiciona-se água no envelope que promove a liberação de dióxido de carbono e hidrogênio.

Esta reação é catalisada pelo paládio, que reduz a concentração de oxigênio na jarra. Depois de uma hora, a concentração de O_2 é inferior a 0,6%. Com a reação é possível ver a condensação da água na superfície interna da jarra.

Em ambos os métodos, a formação da anaerobiose é comprovada com um indicador, como a solução de azul de metileno, que se torna incolor em condições anaeróbicas.

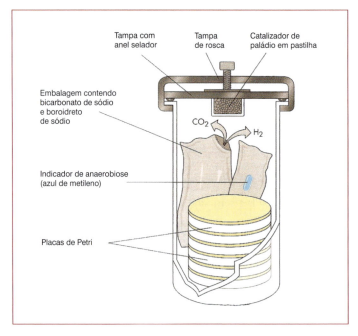

Figura 7.3 – *Jarra para cultivo de bactérias anaeróbias.*
Fonte: Tortora et al., 2005.

Procedimento 3: Anaerobac

Atualmente é utilizada a placa de **Anaerobac**, o qual deve ser colocado no interior da jarra, pois é um gerador de atmosfera com teor reduzido de oxigênio e aumentado de gás carbono, sem necessidade do emprego de catalisador. Esta atmosfera, obtida através de reação de óxido-redução, permite a proliferação rápida e abundante de bactérias anaeróbias estritas (ex.: *Bacterioides sp, Clostridium sp, Fusobacterium sp*).

MÉTODOS

Investigação da atmosfera de crescimento

Para verificar as diferentes exigências em relação ao oxigênio será utilizado o meio de cultura Thioglicolato de Sódio (THIO), que é enriquecido e contém uma substância redutora de oxigênio (tioglicolato de sódio). Este meio é normalmente colocado em tubo, em camada alta, de maneira que a superfície do meio apresente maior quantidade de oxigênio e, a concentração desse vá decrescendo à medida que se aproxima da base do tubo.

Inocular, com a alça bacteriológica, a cultura de *E. coli, Pseudomonas aeruginosa* e *C. perfringens* separadamente em 3 tubos de THIO e, utilizar para esse procedimento a técnica descrita no capítulo 6. Incubar a 35C° por 24 hs.

Composição do meio de cultura Thioglicolato de Sódio (THIO)

Peptona de caseína 15.0g
Extrato de levedura 5.0g
Glicose 5.5g
Cisteína 0.5g
Cloreto de sódio 2.5g
Thioglicolato de sódio 0.5g
Ágar 0.75g

Função: meio de cultura enriquecedor/diferenciador

Este meio tem características de ser enriquecedor devido à ausência de substâncias seletivas e diferenciador porque quando observa-se o local de crescimento das bactérias, essas serão caracterizadas de aeróbia, anaeróbia facultativa, microaeróbia e anaeróbia.

Cultivo de bactérias anaeróbias em jarra de anaerobiose (Anaerobac)

Inocular por técnica de esgotamento *C. perfringens* em placa com meio Meio Ágar Shahidi Ferguson Perfringens (SFP). Em seguida, recobrir a cultura com uma camada de meio de cultura (inoculação em camadas) e colocar as placas inoculadas no interior da jarra de anaerobiose. Deixar um espaço de, pelo menos, 5 cm entre a última placa e a tampa da jarra. Destacar o papel de alumínio que cobre a fita indicadora colocada na lateral do Anaerobac, a qual deve apresentar cor azul.

Distribuir, lentamente, 20 mL de água destilada sobre toda a superfície absorvente do disco, não se deve molhar a fita indicadora. Colocar o disco sobre a última placa da jarra com a superfície úmida para cima. Fechar a jarra e colocar na estufa a 35C° por 24 hs.

Composição do meio Shahidi Ferguson Perfringens (SFP)

Peptona de proteose 7.5g
Peptona de soja 5.0g
Extrato de levedura 5.0g
Bissulfito de sódio 1.0g
Citrato férrico amoniacal 1.0g
Ágar 20.0g
Digerido pancreático de caseína 7.5g

Função: meio de cultura enriquecedor/diferenciador. A característica diferencial é a presença de ferro e sulfito, pois *Clostridium perfringens* reduz o sulfito a sulfeto, o qual reage com o ferro ocorrendo à precipitação em sulfeto ferroso alterando a coloração das colônias para negro.

RESULTADOS E INTERPRETAÇÕES

Resultados da investigação da atmosfera de crescimento

Para realizar a leitura dos resultados deste experimento deve-se observar se houve crescimento, conforme descrito a seguir:

a) Crescimento em todo o interior do meio – anaeróbio facultativo

b) Crescimento na parte superior do meio - aeróbios

c) Crescimento na parte inferior - anaeróbios

d) Crescimento na região equatorial - microaerófilos

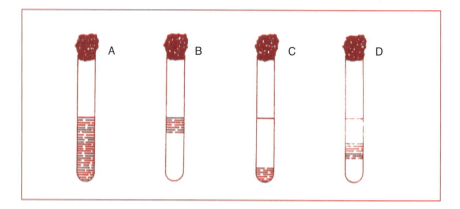

Observar em cada tubo de THIO inoculado o local de crescimento das respectivas bactérias *E. coli, Pseudomonas aeruginosa* e *C. perfringens*. Registrar os resultados na tabela abaixo:

Bactéria	Local de crescimento no meio de cultura Thioglicolato de sódio	Classificação das bactérias em relação à exigência de oxigênio
E. coli		
Pseudomonas aeruginosa		
C. perfringens		

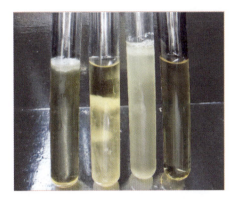

Figura 7.4 – *Bactérias em meio de cultura thioglicolato de sódio. Da esquerda para a direita: 1º tubo: crescimento de bactérias na superfície - aeróbia; 2º tubo: crescimento de bactérias parte inferior - anaeróbia; 3º tubo: crescimento de bactérias em todo o interior do meio de cultura – anaeróbia facultativa; 4º tubo: contém meio de cultura estéril.*

Interpretações

Visualiza-se que cada tipo de bactéria desenvolveu-se em uma região do meio de cultura Thioglicolato de Sódio devido à concentração de oxigênio existente. Sendo assim, a cepa de *E. coli* cresceu em toda extensão, pois é anaeróbia facultativa, o *C. perfringens*, cresceu na parte inferior devido ser anaeróbio e a *P. aeruginosa* teve crescimento na parte superior do meio, pois é aeróbia.

Resultados do cultivo de bactérias anaeróbias em jarra de anaerobiose (Anaerobac)

Quando há crescimento de colônias isoladas na superfície do meio SFP considera-se o isolamento correto.

É possível observar que as colônias de *C. perfringens* são de coloração negras porque utilizaram o bissulfito de sódio e citrato férrico amoniacal como indicadores de redução de sulfito.

Interpretações

Observa-se crescimento de *C. perfringens* no meio de cultura Shahidi Ferguson Perfringens (SFP) devido às características da composição deste como também, devido a placa inoculada ter sido colocada em jarra de anaerobiose, onde se manteve ausência de oxigênio em todo intervalo de incubação, caracterizando, assim, bactéria anaeróbia.

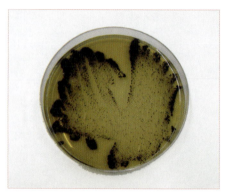

Figura 7.5 – *Bactérias em meio de cultura Shahidi Ferguson Perfringens (SFP).*

REVISÃO DO CAPÍTULO

Questões a serem exploradas

1. Uma senhora relatou que sofreu uma lesão perfurante no dedo do pé enquanto caminhava no jardim. Ela limpou a ferida, mas não procurou atendimento médico. Uma semana depois do incidente ela era incapaz de abrir a boca, devido a espasmos musculares. Como se pode confirmar, laboratorialmente, a bactéria responsável pelo tétano?

2. Faça uma tabela que contenha os fatores de virulência associados às diferentes espécies do gênero *Clostridium* sp.

3. No experimento você diferenciou o comportamento das 3 bactérias *E. coli, Pseudomonas aeruginosa* e *C. perfringens* quanto às condições de crescimento na presença de oxigênio. Relacione o comportamento delas quanto à responsabilidade de causar infecção hospitalar, contaminação de carne bovina e contaminação de águas marinhas.

4. Das bactérias cultivadas cite as que apresentam esporos bacterianos, as que são Gram-positivas e as Gram-negativas?

5. As tentativas de eliminar *Pseudomonas* sp de ambientes hospitalares na maioria das vezes são inúteis, devido à presença ubíqua desses organismos em suprimentos hídricos. Faça uma relação de materiais/equipamentos em que pode ser realizada coleta de amostras para identificar essa bactéria.

6. Relacione as bactérias *Burkholderia* com as *Pseudomonas* sp e sua importância como patógeno humano.

8

Investigação da atividade metabólica de bactérias

OBJETIVOS

1. Verificar as enzimas bacterianas relacionadas ao metabolismo de carboidratos.

2. Verificar as enzimas bacterianas relacionadas ao metabolismo proteico.

3. Descrever alterações produzidas nos meios de cultura pelos micro-organismos decorrentes do seu metabolismo.

4. Relacionar o equipamento enzimático do micro-organismo com a identificação da sua espécie.

5. Descrever os princípios das provas bioquímicas utilizadas.

INTRODUÇÃO

O termo metabolismo é usado para referir a soma de todas as reações químicas dentro de um organismo vivo. Existem reações químicas que liberam ou requerem energia, consequentemente o metabolismo pode ser dividido em duas classes de reações químicas: – as que liberam energia (exergônicas) estão envolvidos no **catabolismo**, são degradativas e, geralmente são reações de hidrólise; – as que consomem energia (endergônicas) são biossintéticas, estão envolvidas no **anabolismo,** essas geram os materiais para o crescimento celular. As reações catabólicas fornecem a energia necessária, como também produtos intermediários necessários para que ocorram as reações anabólicas. É importante compreender que uma **via metabólica** da célula (sequências de reações químicas) é realizada por enzimas, que são determinadas pelas características genéticas da célula.

Os micro-organismos apresentam ampla diversidade metabólica e, podem ser classificados metabolicamente de acordo com seu padrão nutricional – fonte de carbono (autotrófico e heterotrófico), o tipo de energia (fototróficos e quimiotróficos) e o tipo de substrato oxidável (organotróficos e litotróficos).

Combinando essas características pode-se então reunir os micro-organismos em quatro categorias:

- *Micro-organismos autotróficos fotolitotróficos:* utilizam o CO_2 como única fonte de carbono; todos os compostos celulares orgânicos são sintetizados à partir da fixação CO_2; usam energia luminosa para produzir ATP; reduzem $NADP^+$, a partir de substratos oxidáveis inorgânicos.

- *Micro-organismos autotróficos quimiolitotróficos:* utilizam o CO_2 como única fonte de carbono; obtêm ATP por oxidação de substratos inorgânicos; reduzem $NADP^+$ à partir de substratos inorgânicos.

- *Micro-organismos heterotróficos fotorganotróficos:* utilizam compostos orgânicos como fonte de carbono, mesmo quando fixam CO_2; produzem ATP à partir de energia luminosa; reduzem $NADP^+$ pela oxidação de compostos orgânicos.

- *Micro-organismos heterotróficos quimiorganotróficos:* utilizam compostos orgânicos como fonte de carbono; produzem ATP pela oxidação de substratos orgânicos; reduzem $NADP^+$ pela oxidação de compostos orgânicos.

Todo micro-organismo produz alterações nos meios em que se desenvolvem, decorrentes das atividades metabólicas. Na grande maioria, estas transformações são devidas à ação de enzimas que os micro-organismos elaboram. Cada micro-organismo possui um sistema enzimático específico (perfil bioquímico), resultando daí propriedades bioquímicas diversas utilizáveis na prática na sua caracterização. Em microbiologia, as **provas bioquímicas** consistem na verificação das transformações químicas que ocorrem num substrato pela ação de um determinado micro-organismo. Elas são utilizadas como recurso auxiliar valioso na identificação dos gêneros e espécies microbianas.

Bactérias heterotróficas quimiorganotróficas serão utilizadas nas provas bioquímicas realizadas nesse capítulo. Os substratos que podem ser catabolizados por esses micro-organismos, são:

Fonte de carbono

Carboidratos:

- polissacarídeos: amido, glicogênio etc.
- dissacarídeos: maltose, sacarose, lactose etc.
- monossacarídeos: glicose.

Álcoóis poli-hídricos:

- manitol, glicerol, sorbitol.

Proteína:

- peptídeos;
- aminoácidos.

Hidrocarbonetos

Outros:

- purinas, pirimidinas, glicosídeos (esculina), etc.

Estas bactérias podem utilizar carboidratos por **oxidação aeróbia** (respiração aeróbia) ou **oxidação anaeróbia** (fermentação e respiração anaeróbia).

As vias de catabolismo de carboidratos até ácido pirúvico realizadas por bactérias estão esquematizados abaixo:

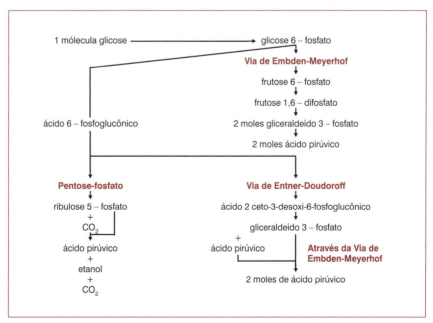

Figura 8.1 – *Vias metabólicas de carboidratos.* Fonte: Mac Faddin, 1980.

Como visto no esquema anterior, o ácido pirúvico é o composto-chave na degradação dos carboidratos. O ácido pirúvico e compostos dele derivados, recebe os elétrons das coenzimas NADH, os compostos resultantes caracterizam cada tipo de fermentação, portanto podem-se usar os produtos finais para distinguir bactérias diferentes. Abaixo está esquematizado produtos de fermentação.

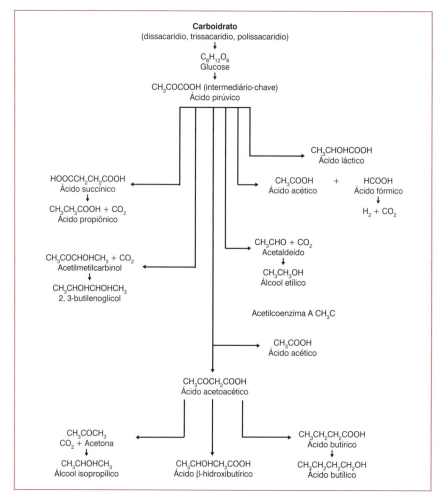

Figura 8.2 – *Produtos finais de fermentação de carboidratos.* Fonte: Mac Faddin, 1980.

Fonte de nitrogênio

Proteína:

- peptídeos;
- aminoácidos.

Outras substâncias nitrogenadas:

- ureia

As bactérias heterotróficas podem utilizar fontes orgânica e/ou inorgânica de nitrogênio. As proteínas são hidrolisadas por essas bactérias em peptídeos e estes em aminoácidos.

Os aminoácidos podem ser catabolizados por estas bactérias por **oxidação aeróbia** ou **anaeróbia** (fermentação), dando produtos que são importantes na sua identificação. Outras substâncias nitrogenadas também serão analisadas, como a e ureia, pois algumas bactérias podem utilizá-las como fonte de nitrogênio, dando produtos que também são importantes na sua identificação.

MÉTODOS

Para realizar os testes bioquímicos deve-se utilizar uma cultura pura de bactérias.

Estes testes serão realizados com culturas de bactérias da família *Enterobacteriaceae,* gêneros *E. coli* e *Proteus sp,* para que possa ser visualizado diferentes resultados, demonstrando-se que diferentes gêneros/espécies não utilizam sempre o mesmo substrato, o que é utilizado em sua identificação.

Testes bioquímicos – fontes de carbono

A seguir, serão descritas algumas provas bioquímicas utilizadas para o estudo do metabolismo de substratos que fornecem carbono.

Teste da lactose

- Princípio

Determina a capacidade de um micro-organismo de hidrolisar a lactose incorporada em um meio base com produção de ácido.

- Bases bioquímicas

Os dissacarídeos são muito complexos para entrar numa célula bacteriana para sua degradação. Então são catabolizados em monossacarídeos menos complexos por enzimas exocelulares (hidrolases), de maneira que possam penetrar nas células, com exceção da lactose, que possui uma enzima – a galactose permease –, que transporta a lactose para dentro da célula bacteriana e, depois, então, é hidrolisada.

$$\text{Lactose} \xrightarrow[\text{(}\beta\text{-galactosidase)}]{\text{lactase}} \text{D} - \text{glicose} + \text{D galactose} \xrightarrow{\text{Fermentação}} \text{ácidos}$$

- Composição do meio

(Meio base de vermelho-de-fenol)

peptona 10,0g
extrato de carne 1,0g
cloreto de sódio 5,0g
vermelho de fenol 0,018g
água destilada .... 1.000 mL

Indicador de pH – vermelho de fenol

Ácido (coloração amarela) – pH = 6,8

Alcalino (coloração rosa) – pH = 8,4

Neutro – meio não inoculado (coloração laranja) – pH = 7,4

A concentração dos açúcares (lactose) que deve ser adicionada ao meio base é de 0,5 a 1%.

- Técnica

A inoculação da bactéria-teste deve seguir as normas de semeadura em meio de cultura líquido descrito no capítulo 6. Incubar a 35°C por 18 a 24 horas.

- Resultado

Resultados	Cor do meio	Interpretação
Positivo	Amarelo	Presença de ácido
Negativo	Rosa	Ausência de ácido

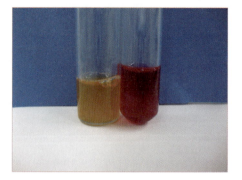

Figura 8.3 – *Teste da lactose: resultado positivo – bactéria fermentadora da lactose (amarelo), resultado negativo – bactéria não fermentadora da lactose (rosa).*

- Interpretação

O micro-organismo que possui a enzima lactase tem a capacidade de desdobrar a lactose em D-glicose e D-galactose e, com a fermentação D-glicose, libera ácidos.

O micro-organismo que não possui a enzima lactase não libera ácidos e degrada a peptona existente no meio, portanto resta no meio NH_3. Sabe-se que NH_3 é uma base e que, na presença do indicador, há a viragem deste para pH alcalino.

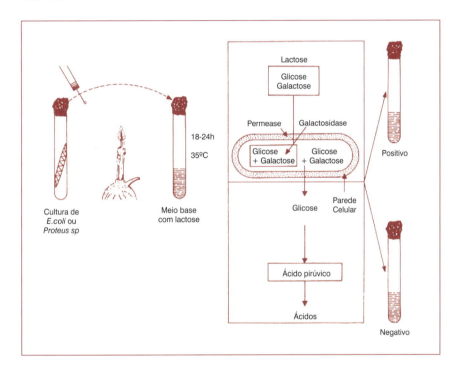

Teste da glicose OF (oxidação-fermentação)

- Princípio

Determina a via de metabolização por respiração ou fermentação da glicose.

- Bases bioquímicas

Glicose → respiração/ fermentação (reações de óxido-redução) → ácidos

- Composição do meio

Deve fornecer dois tubos de ensaio contendo meio de cultura que possuem a seguinte composição:

Peptona 2,0g
NaCl 5,0g
Fosfato de potássio 0,3g
Ágar 3,0g
Azul bromotimol 0,08g
Água destilada ....1000 mL

Indicador de pH: azul de bromotimol

Ph ácido-amarelo

Ph neutro-verde

Ph alcalino-azul

- Técnica

Inocular a bactéria nos dois tubos com agulha bacteriológica. Em seguida, colocar óleo mineral ou parafina na superfície de um dos tubos para impedir a entrada do oxigênio, posteriormente incubar a 35°C por 24 horas.

- Resultado

Resultado	Interpretação
Tubo aberto-amarelo Tubo fechado-verde	Bactéria aeróbia
Tubo aberto-verde Tubo fechado-amarelo	Bactéria anaeróbia
Tubo aberto-amarelo Tubo fechado-amarelo	Bactéria anaeróbia facultativa
Tubo aberto-verde Tubo fechado- verde	Bactéria não utiliza a glicose como fonte de carbono

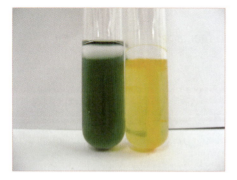

Figura 8.4 – *Teste da glicose OF: tubo com óleo - bactéria não fermentadora da glicose (verde), tubo sem óleo – bactéria realizou oxidação da glicose – produtora de ácido (amarelo) – bactéria aeróbia.*

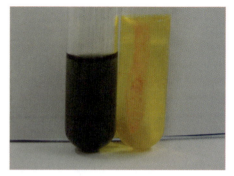

Figura 8.5 – *Teste da glicose OF: tubo com óleo - bactéria fermentadora da glicose produtora de ácido (amarelo), tubo sem óleo – bactéria não fermentadora da glicose (verde) – bactéria anaeróbia.*

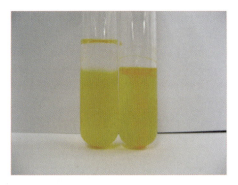 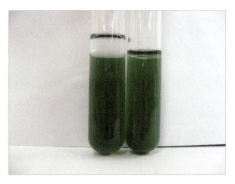

Figura 8.6 – *Teste da glicose OF: tubo com óleo – bactéria fermentadora da glicose – produtora de ácido (amarelo), tubo sem óleo – bactéria realizou oxidação da glicose – produtora de ácido (amarelo) – bactéria anaeróbia facultativa.*

Figura 8.7 – *Teste da glicose OF: tubo com óleo – bactéria não fermentadora da glicose (verde), tubo sem óleo – bactéria não realizou oxidação da glicose (verde) – bactéria não utiliza glicose.*

- Interpretação

A fermentação é um processo anaeróbio em que a glicose é metabolizada até ácido pirúvico e, deste são produzidos diferentes produtos finais dependendo da espécie de bactéria, entre eles ácidos orgânicos conforme descrito no capítulo 6. A respiração pode ser aeróbia ou anaeróbia por reações de óxido-redução da glicose conforme descrito no capítulo 7. No entanto, existem bactérias que não metabolizam a glicose.

Teste da glicose

- Princípio

Determina a capacidade de um micro-organismo fermentar a glicose incorporada a um meio base, podendo produzir ácido ou ácido com gás.

- Bases bioquímicas

Glicose $\longrightarrow$ ácidos ou ácidos e gás

Obs. – gás: ácido fórmico $\xrightarrow{\text{formiase}}$ $H_2 + CO_2$

- Composição do meio

Meio base de vermelho de fenol (veja *composição no teste da lactose*) acrescido de 0,5 a 1% de glicose.

Este caldo é colocado em tubos de ensaio contendo no seu interior tubos de Durhan que possuem a função de coletar os gases produzidos pela bactéria.

- Técnica

A inoculação da bactéria-teste deve seguir as normas mencionadas no capítulo 6. Incubar a 35°C por 18-24 horas.

- Resultado

Resultados	Cor do meio	Interpretação
Positivo	Amarelo sem bolhas no Tubo de Durhan	Presença de ácidos sem produção de gases.
	Amarelo com bolhas no Tubo de Durhan	Presença de ácidos com produção de gases.
Negativo	Rosa	Ausência de fermentação.

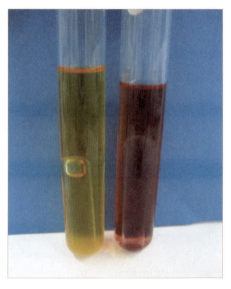

Figura 8.8 – *Teste da glicose: resultado positivo – bactéria fermentadora da glicose produtora de ácido e gás (amarelo e bolha no tubo de Durhan), resultado negativo – bactéria não fermentadora da glicose (rosa e ausência de bolha no tubo de Durhan).*

- Interpretação

Todas as bactérias que fermentam a glicose liberam ácidos como produto final e algumas liberam gás, além dos ácidos. As bactérias que produzem gás possuem a enzima formiase, que degrada o ácido fórmico.

As bactérias que não fermentam a glicose utilizam peptona, ocorrendo o que foi relatado no teste da lactose.

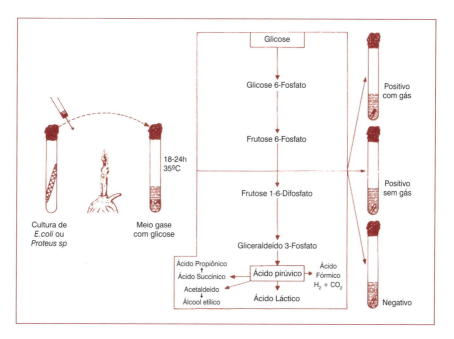

Teste de vermelho-de-metila (VM)

- Princípio

Demonstra a habilidade de um micro-organismo em produzir ácidos orgânicos relativamente estáveis da fermentação da glicose, de modo a suplantar a capacidade tampão existente no meio de cultivo.

- Bases bioquímicas

Neste teste será pesquisada a Fermentação Ácido Mista, em que as bactérias utilizam a glicose como substrato e liberam grande concentração de ácidos como produto final.

Os principais gêneros que realizam esta fermentação são: *Escherichia* sp, *Salmonella* sp, *Shigella* sp e *Proteus* sp.

Glicose ⟶ ácido láctico
ácido acético
ácido fórmico ⟶ $H_2 + CO_2$
ácido succínico
álcool etílico

- Composição do meio

(Meio de Clark e Lubs)

peptona tamponada 7,0g
fosfato dipotássico 5,0g
glicose 5,0g
água destilada .... 1.000 mL

- Técnica

A inoculação da bactéria-teste deve seguir as normas mencionadas no capítulo 6. Incubar a 35°C por dois a cinco dias.

- Resultado

No momento da leitura, acrescentar cinco gotas de uma solução hidro-alcoólica de vermelho-de-metila. O vermelho-de-metila é um indicador que já é ácido e indicará os graus de acidez por alterações de cor em uma escala de pH de 4,4 a 6,0. Com o pH de 4,4, o indicador ficará vermelho; com a diminuição da acidez (pH = 6,0), o indicador passará para a cor amarela.

Resultados	Cor do meio	Interpretação
Positivo	Vermelho	pH = 4,5
Negativo	Amarelo	pH = 6,0

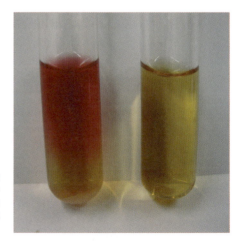

Figura 8.9 – Teste do vermelho de metila (VM): resultado positivo – bactérias produtoras de vários ácidos (vermelho), resultado negativo – bactérias produtoras de pequena concentração de ácido (amarelo).

- Interpretação

Com o pH ácido de 4,4, o meio fica suficientemente ácido para manter o indicador vermelho.

Os micro-organismos VM (+) fermentam a glicose produzindo ácidos e dando um pH final muito baixo, vencendo o sistema tampão de fosfato e mantendo o meio ácido.

Os micro-organismos VM (-) produzem ácidos, porém o pH é mais elevado (pH = 6,0) porque eles continuam metabolizando os produtos iniciais da fermentação por descarboxilação, produzindo acetoína.

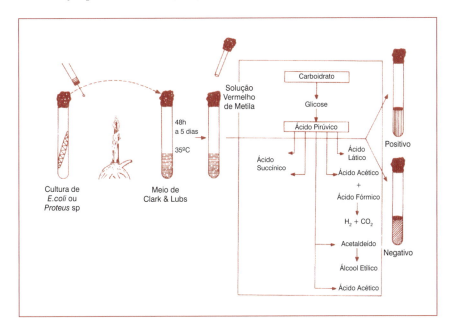

Teste de Vogues Proskauer (VP)

- Princípio

Demonstra a habilidade de um micro-organismo em produzir um composto neutro, o acetilmetilcarbinol (acetoína), a partir da fermentação da glicose.

- Bases bioquímicas

Neste teste será pesquisada a Fermentação Butilenoglicol, na qual as bactérias utilizam a glicose como substrato e liberam acetoína como principal produto final.

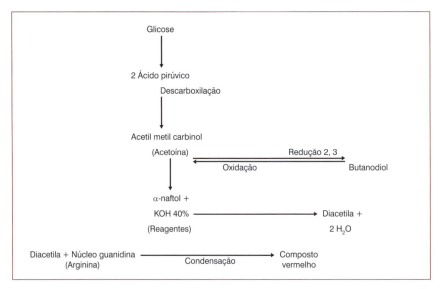

Figura 8.10 – *Fermentação butilenoglicol.* Fonte: Mac Faddin, 1980.

Os principais gêneros que realizam esta fermentação são o *Enterobacter* sp e *Aeromonas* sp.

- Composição do meio

Meio de Clark e Lubs *(veja composição no item anterior).*

- Técnica

A inoculação da bactérica-teste deve seguir as normas do capítulo 6. Incubar a 35°C por 48 horas a 5 dias.

- Resultado

No momento da leitura, adicionar os seguintes reativos de Barrit nesta ordem:

1) 0,6 mL de uma solução de alfa-naftol a 5%;

2) 0,2 mL de uma solução de KOH a 40%;

3) agitar o tubo suavemente para oxigenar o meio, a fim de oxidar a acetoína e obter uma reação de cor;

4) deixar descansar o tubo por mais ou menos 10 a 15 minutos antes de iniciar a interpretação.

Resultados	Cor do meio	Interpretação
Positivo	Vermelho	Presença de acetoína
Negativo	Cobre/amarelo	Ausência de acetoína

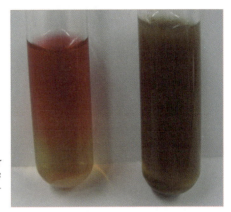

Figura 8.11 – *Teste do Vogues Proskauer (VP): resultado positivo – bactérias produtoras de acetoína (vermelho), resultado negativo – bactérias não produtoras de acetoína (cobre).*

- Interpretação

Depois de unir o alfa-naftol e KOH, deve-se agitar suavemente o tubo, para o oxigênio atmosférico entrar e oxidar a acetoína, em *diacetila*, sendo que o KOH atua como agente oxidante e o alfa-naftol, como catalisador e intensificador de cor.

Com o uso de um agente oxidante, a cor produzida desaparece rapidamente, sobretudo porque o complexo de reação diacetila-peptona pode ser rapidamente oxidado em um composto incolor.

Portanto, o resultado positivo será de rosa a vermelho, e o negativo será cobre, que é a reação entre o KOH e o alfa-naftol.

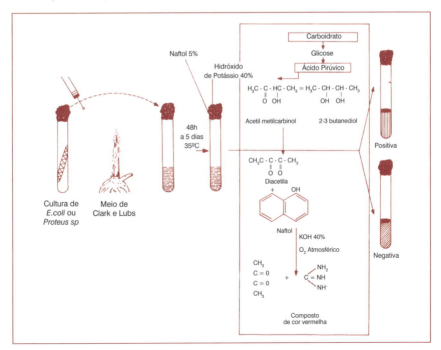

Teste do citrato

- Princípio

Determina se um micro-organismo é capaz de utilizar o citrato como única fonte de carbono para seu crescimento com consequente alcalinização do meio de cultura.

- Bases bioquímicas

Neste teste serão observadas as bactérias que metabolizam o substrato citrato por ciclo de Krebs (oxidação) ou pelo ciclo de fermentação, resultando como produto final em pH alcalino, acetato + formato.

O meio utilizado para o metabolismo do citrato contém sais de amônia inorgânica. Um micro-organismo que é capaz de usar citrato como uma única fonte de carbono utiliza também sais de amônia como sua fonte única de nitrogênio. Os sais de amônia se desdobram em amoníaco com consequente alcalinidade.

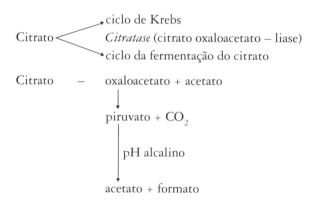

- Composição do meio

(Meio de citrato Simmons)

sulfato de magnésio	0,2g
fosfato di-idrogenado de amônia	1,0g
fosfato dipotássico	1,0g
citrato de sódio	2,0g
cloreto de sódio	5,0g
ágar	15,0g
solução alcoólica de azul-de-bromotimol a 1%	0,08g
água destilada	1.000mL

Indicador de pH: azul-de-bromotimol

Acido: coloração amarela, pH = 6,0

Alcalino: coloração azul-da-prússia, pH = 8,4

Meio não Inoculado: coloração verde, pH = 6,9

- Técnica

A inoculação da bactéria-teste deve seguir as normas descritas no capítulo 6. Incubar a 35°C por 18 a 24 horas, ou mais tempo, se necessário.

- Resultado

Resultados	Cor do meio	Interpretação
Positivo	Azul	meio alcalino
Negativo	Verde	meio neutro sem crescimento

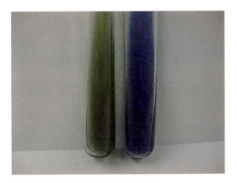

Figura 8.12 – *Teste do citrato: resultado positivo – bactérias que utilizam citrato como fonte de carbono (azul), resultado negativo – bactérias que não utilizam citrato como fonte de carbono (verde).*

- Interpretação

As bactérias que utilizam o citrato como única fonte de carbono terão como resultado positivo cor azul (pH alcalino), que é um produto do metabolismo do sal inorgânico acrescentado no meio, pois o produto do metabolismo do citrato é difícil de detectar, porque são dois sais. Então saberemos que o citrato foi metabolizado, pelo produto do metabolismo do sal inorgânico de amônia, pois neste meio foi colocada uma fonte de carbono que é citrato, e uma de nitrogênio, que é um sal inorgânico de amônia.

O teste negativo será verde e sem crescimento, pois a bactéria, não conseguindo utilizar a fonte de carbono e nitrogênio do meio, não sobreviverá.

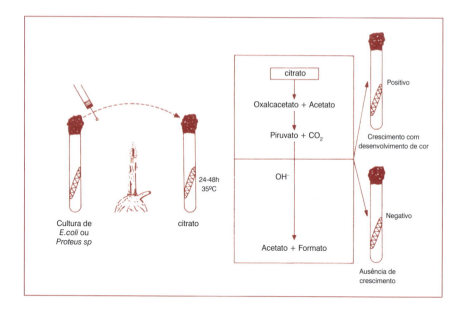

Testes bioquímicos – fontes de nitrogênio

A seguir serão descritas algumas provas bioquímicas utilizadas para o estudo do metabolismo de aminoácidos.

Teste da lisina descarboxilase

- Princípio

Determina a habilidade enzimática de um micro-organismo em descarboxilar o aminoácido lisina, com a consequente alcalinização do meio de cultura.

- Bases bioquímicas

A descarboxilação é um processo no qual as bactérias que possuem enzimas descarboxilases específicas são capazes de atuar nos grupos carboxila-terminal (-COOH) dos aminoácidos, produzindo uma amina ou diamina e dióxido de carbono. Estas enzimas são adaptativas, porque são formadas pelos micro-organismos somente quando estes são cultivados em ambiente ácido, na presença do substrato específico. Os produtos da descarboxilação, por sua vez, determinam uma alcalinidade do meio de cultura. A descarboxilação é um processo irreversível não oxidativo, ocorre anaerobicamente e requer uma coenzima comum, o pirodoxal fosfato. O aminoácido lisina, sob a ação da lisina descarboxilase, forma uma diamina (cadaverina) e dióxido de carbono.

$$L - Lisina \xrightarrow[\text{carboxilase}]{\text{lisina} - \text{des-}} \quad \underset{(\text{diamina})}{\text{cadaverina} + CO_2}$$

(anaerobiose)

- Composição do meio

(Lisina descarboxilase broth)

peptona 5,0g
extrato de levedura 3,0g
dextrose 1,0g
L-lisina 0,2g
púrpura de bromocresol 0,2g
água destilada ....1.000 mL

Indicador: púrpura de bromocresol

Ácido: amarelo, pH - 5,2

Neutro a básico (púrpura) - pH = 6,8

- Técnica

A inoculação da bactéria-teste deve seguir as normas de semeadura em meio de cultura líquido descritas no capítulo 6. Incubar a 35°C por no mínimo 24 horas, podendo ser necessários quatro dias.

Após a inoculação, deve-se adicionar 1 mL de nujol para evitar a penetração de oxigênio, pois esta reação só ocorre em anaerobiose.

- Resultado

Resultados	Cor do meio	Interpretação
Positivo	Púrpura	Meio alcalino e turvo
Negativo	Amarelo	Meio ácido

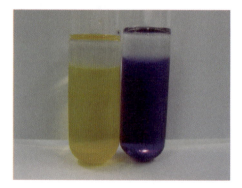

Figura 8.13 – *Teste da lisina: resultado positivo – bactéria que possui a enzima lisina descarboxilase (roxo), resultado negativo – bactéria que não possui a enzima lisina descarboxilase (amarelo).*

- Interpretação

A alcalinidade do meio indica que a bactéria possui a enzima descarboxilase, que degradou o aminoácido em cadaverina, ficando o meio púrpura e turvo (crescimento bacteriano).

O meio torna-se ácido quando a bactéria não possui a enzima lisina-descarboxilase; portanto, não degrada a lisina, só ocorrendo a degradação da glicose presente no meio, com produção de ácidos, ficando amarelo e turvo.

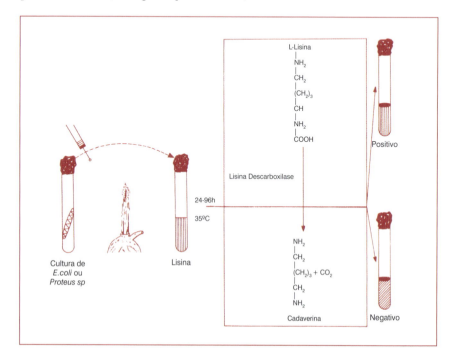

Teste da fenilalanina desaminase

- Princípio

Determina a capacidade de um micro-organismo desaminar a fenilalanina em ácido fenilpirúvico, por sua atividade enzimática, com consequente acidificação do meio de cultura.

- Bases bioquímicas

A fenilalanina pode ser metabolizada pelas bactérias, dando como produto ácido fenilpirúvico. Esta reação só ocorre na presença do oxigênio (oxidativa).

$$\text{fenilalanina} + 1/2\ O_2 \xrightarrow{\text{fenilalanina desaminase}} \text{amônia} +$$

$$\text{ácido fenilpirúvico} + \text{cloreto férrico} \longrightarrow \text{composto de coloração verde}$$

- Composição do meio

(Meio de fenilalanina)

DL – fenilalanina 2,0g
extrato de levedura 3,0g
cloreto de sódio 5,0g
fosfato de sódio 1,0g
ágar 12,0g
água destilada ....1.000 mL

- Técnica

A inoculação da bactéria-teste deve seguir as normas de semeadura em meio de cultura em ágar inclinado, descritas no capítulo 6. Incubar a 35°C por 18 a 24 horas.

- Resultado

No momento da leitura, adicionar quatro a cinco gotas de cloreto férrico. Rodar suavemente o tubo entre as mãos.

Resultados	Cor do meio	Interpretação
Positivo	Verde	Houve desaminação
Negativo	Amarelo	Não houve desaminação

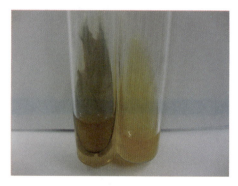

Figura 8.14 – *Teste da fenilalanina: resultado positivo – bactéria que possui a enzima fenilalanina desaminase (verde), resultado negativo – bactéria que não possui a enzima fenilalanina desaminase (amarelo).*

- Interpretação

Existem duas hipóteses para a formação da cor verde, que representa o teste positivo:

1) Como a fenilalanina está desaminada, a cor produzida, como consequência do agregado de Fe Cl_3 a 10%, se deve à formação de um cetoácido (ácido fenilpirúvico), pois experimentalmente demonstrou-se que alfa e betacetoácidos dão reação de cor positiva, tanto em solução aquosa como em solução alcoólica de Fe Cl_3.

2) O Fe Cl_3 atua como agente quelante, e o faz com o ácido fenilpirúvico para formar uma cor verde.

$$\left.\begin{array}{c}\text{Região rica em elétrons}\\\text{(ressonância)}\\\text{Duplas conjugadas}\end{array}\right\}\text{Formação de cor}$$

Obs.: Para ocorrer a redução do íon férrico ($Fe^{+++} \Rightarrow Fe^{++}$), o núcleo guanidina da peptona ($N_2 H_5 + Fe^{+++} \Rightarrow NH_4^+ + 1/2\ N_2 + H^+ + Fe^{++}$) é que reage com o Fe^{+++}.

No teste negativo, como não existe o ácido fenilpirúvico, permanece a cor do reativo Fe Cl_3, que é amarela.

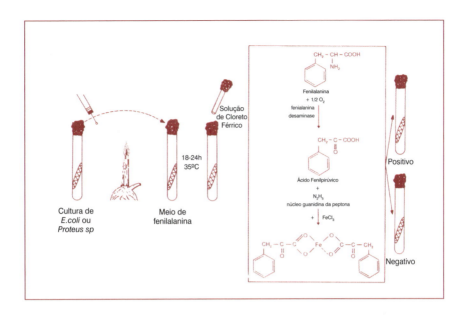

Teste de produção de indol

- Princípio

Determina a habilidade de um determinado micro-organismo em produzir o indol a partir da molécula de triptofano.

- Bases bioquímicas

O triptofano é um aminoácido que, quando degradado por certas bactérias, leva à formação principalmente dos seguintes produtos metabólicos intermediários: indol, escatol (metilindol) e ácido indolacético. As várias enzimas intracelulares envolvidas neste processo fisiológico são coletivamente denominadas de *triptofanases*. Os produtos intermediários formados em maior quantidade na degradação do triptofano são representados pelo ácido indolpirúvico, que produz indol por desaminação, e pelo escatol formado pela descarboxilação do ácido indolacético.

$$\text{Triptofano} \xrightarrow[\text{desaminação}]{\text{triptofanase} \atop H_2O} \text{indol + ac. pirúvico + amônia}$$

+

p - dimetilamino - benzaldeído

HCl
+ álcool

composto quinoidal
vermelho

- Composição do Meio:

(Meio SIM)

peptona 30,0g
extrato de carne 3,0g
ferro peptonizado 0,2g
tiossulfato de sódio 0,025g
ágar 3,0g
água destilada ....1.000 mL

- Técnica

A inoculação da bactéria teste deve seguir as normas de semeadura em meio de cultura semi-sólido em tubo (picagem profunda), descrito no capítulo 6. Incubar a 35°C por 24 a 48 horas.

- Resultado

No momento da leitura, deve-se adicionar cinco gotas do reativo de Kovacs.

Resultados	Reação	Interpretação
Positivo	Vermelho	Presença de indol
Negativo	Amarelo	Ausência de indol

Obs.: O anel será formado na superfície do meio e às vezes fica alaranjado devido à presença de escatol.

- Interpretação

No teste positivo, a presença do indol no meio de cultivo é revelada pela adição do reativo de Kovacs, ocorrendo então a seguinte reação química: o p-dimetil-amido-benzaldeído se liga à molécula do indol, produzindo um composto quinoidal de coloração vermelha, evidenciado pela formação de um anel na camada alcoólica superficial do meio. A reação de cor, na realidade, é devida à reação dos grupos CH_2 do anel pirrólico da molécula do indol com o aldeído, que num meio ácido forma uma quinona.

O teste negativo fica amarelo, que é a cor do reativo de Kovacs.

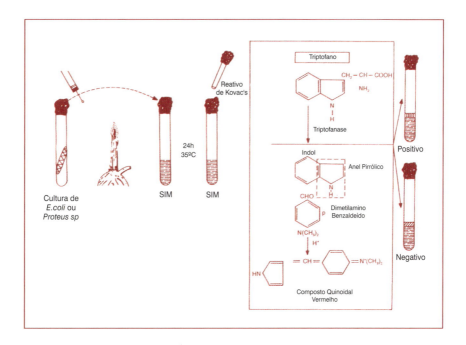

Teste de produção de ácido sulfídrico

- Princípio

Determina a liberação de ácido sulfídrico (H_2S) por ação enzimática em aminoácidos sulfurados e tiossulfato de sódio, produzindo uma reação visível de cor negra.

- Bases bioquímicas

As bactérias podem metabolizar aminoácidos que contêm enxofre (cisteína) ou degradar o tiossulfato de sódio (substrato) em um ambiente ácido com produção de gás sulfídrico, que é incolor. Este gás reage com íons férricos presentes no meio, dando como produto sulfeto ferroso, que é um composto insolúvel, responsável pela coloração negra.

$$\text{cisteína} + H_2O \xrightarrow{\text{cisteína dissulfidrilase}} \text{ácido pirúvico} + \text{ácido sulfídrico} + \text{amônia}$$

$$4H^+ + 4e + \text{tiossulfato de sódio} \xrightarrow{\text{tiossulfato redutase}} \text{sulfito} + \text{ácido sulfídrico}$$

$$\text{gás de ácido sulfídrico} + \text{íons férricos} \longrightarrow \text{sulfeto ferroso (precipitado negro)}$$

- Composição do meio

(Meio de cultura SIM – veja composição no teste anterior).

- Técnica

A inoculação da bactéria-teste deve seguir as normas de semeadura descritas no teste anterior.

- Resultado

Resultados	Cor do meio	Interpretação
Positivo	Negro	Presença de H2S
Negativo	Amarelo	Ausência de H2S

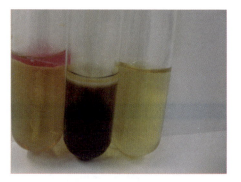

Figura 8.15 – *Meio de cultura SIM: indol – resultado positivo – bactéria que possui a enzima triptofanase (halo vermelho), resultado negativo – bactéria que não possui a enzima triptofanase (halo amarelo); ácido sulfídrico – resultado positivo – bactéria que possui a enzima cisteína dissulfidrilase (negro), resultado negativo – bactéria que não possui a enzima cisteína dissulfidrilase (amarelo).*

- Interpretação

O teste positivo de cor negra significa que a bactéria possui a enzima cisteína dissulfidrilase ou tiossulfato redutase, que age sobre os substratos específicos, produzindo gás ácido sulfídrico, o qual reage com íons férricos presentes no meio, produzindo sulfeto ferroso, que precipita uma coloração negra.

No teste negativo, o meio de cultura permanece amarelo, porque não existe ácido sulfídrico para reagir com íons férricos.

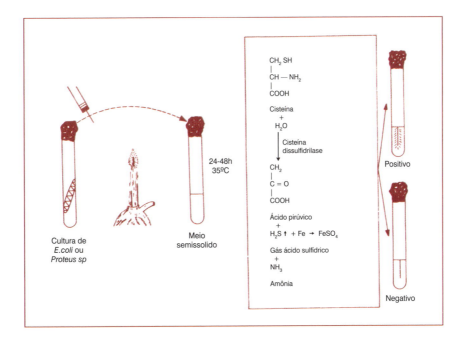

Teste de hidrólise da ureia

- Princípio

Determina a habilidade de um micro-organismo em degradar enzimaticamente a ureia, pela urease, com a formação de duas moléculas de amônia.

- Bases bioquímicas

O substrato ureia é uma diamina do ácido carbônico, sendo frequentemente referida como uma carbamida. A hidrólise da ureia é catalisada por uma enzima específica urease, rendendo duas moléculas de amônia (NH3). Em solução, a hidrólise da ureia fornece como produto final o carbonato de amônia.

$$\begin{array}{c}H_2N\\ H_2N\end{array}\!\!\!\!> C=O + 2H_2O \xrightarrow{urease} CO_2 + H_2O + 2NH_3 \rightleftarrows (NH_4)_2CO_3$$

A urease é uma importante enzima relacionada à decomposição microbiana de compostos orgânicos. Ela é considerada uma enzima constitutiva, pois é sintetizada pela bactéria na presença ou ausência do substrato ureia.

- Composição do meio

(Ureia ágar base - Christensen)

peptona 1,0g
glicose 1,0g

cloreto de sódio 5,0g
fosfato dipotássio 2,0g
vermelho-de-fenol 0,012g
ágar 12,0g
água destilada .... 1.000 mL

A ureia é acrescentada após esterilização por filtração.

- Técnica

A inoculação da bactéria-teste segue as normas de semeadura em meio de ágar inclinado, descrito no capítulo 6. Incubar a 35°C por 18 a 24 horas.

- Resultado

Resultados	Cor do meio	Interpretação
Positivo	Rosa	Meio alcalino
Negativo	Amarelo	Ácido

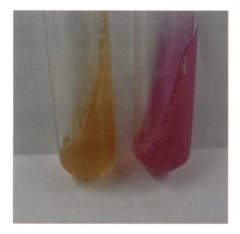

Figura 8.16 – *Teste da ureia: resultado positivo – bactéria que possui a enzima urease (rosa), resultado negativo – bactéria que não possui a enzima urease (amarelo).*

- Interpretação

O teste positivo (rosa-escuro) significa que a bactéria possui a enzima urease, que hidrolisa a ureia em amônia, alcalinizando o meio e virando o indicador de pH vermelho-de-fenol de amarelo (pH 6,8) para rosa-escuro (pH 8,0).

No teste negativo, o meio permanece amarelo, mas com crescimento, porque a bactéria se utiliza da peptona presente no meio.

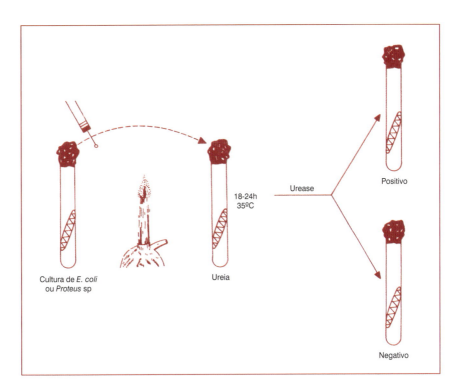

RESULTADOS E INTERPRETAÇÕES

Resultados

Observar os resultados obtidos nos testes realizados e registrar na tabela abaixo:

Teste	Lactose	Glicose OF	Glicose	V.M.	V.P.	Citrato	Lisina	Fenila-lanina	Indol	H2S	Ureia
Resultado											

Interpretações

A analise do perfil bioquímico das bactérias é de grande valia na identificação do gênero/espécie das bactérias da família *Enterobacteriacea*, pois estes testes são designados para detectar presença de enzimas e, cada espécie bacteriana apresenta enzimas diferentes.

REVISÃO DO CAPÍTULO

Questões a serem exploradas

1. Idealize um painel, instrumento pedagógico, demonstrando as diferentes vias metabólicas entre *Enterobacter* sp e *E.coli*.

2. Cite exemplos de bactérias que são estudadas em microbiologia ambiental, microbiologia de alimentos e microbiologia humana com diferentes características metabólicas.

3. Situação-problema: uma mulher previamente saudável de 25 anos chegou à sala de emergência relatando que 24 horas após ter comido um hambúrguer mal cozido num restaurante de "fast-food" apresentava quadro de diarreia sanguinolenta e dor abdominal difusa com náuseas e vômito. No entanto, não apresentava doença intestinal inflamatória e o exame retal revelou fezes aquosa com sangue.

   a) Indique 4 gêneros da F. *Enterobacteriacea* que podem causar doença intestinal.

   b) Indique 2 gêneros que podem causar colite hemorrágica.

   c) Indique 5 grupos de *E. coli* que causam enterite e descreva a virulência de cada um destes grupos.

Ação antimicrobiana de agentes físicos

OBJETIVOS

1. Definir esterilização e desinfecção.

2. Diferenciar os métodos de esterilização por agentes físicos.

3. Discutir os mecanismos de ação dos agentes físicos utilizados nos experimentos.

4. Monitorar a atuação da esterilização por vapor sob pressão.

INTRODUÇÃO

O controle microbiano por agentes físicos pode ser realizado por esterilização e desinfecção.

A esterilização consiste em destruir todos os organismos viáveis, incluindo os esporos, mas não significa necessariamente a destruição de todas as suas enzimas, produtos metabólicos e toxinas.

O controle da multiplicação bacteriana se dá por duas maneiras: *inibição* e *morte.* No primeiro caso, os agentes utilizados têm capacidade de inibir a multiplicação, determinando um bloqueio de uma (ou conjunto) função fisiológica. No segundo caso, a ação do agente determina a perda irreversível da capacidade de reprodução. Esta é, portanto, a diferença fundamental entre os mecanismos de **ação microbiostática e microbicida,** respectivamente. Um fato importante é que a microbiostase é perfeitamente reversível, desde que a inibição verificada não tenha sido prolongada a ponto das células irem morrendo gradativamente. Há vários fatores que interferem na Morte de uma população microbiana, portanto é errôneo concluir que todos os micro-organismos são mortos instantaneamente.

Ao contrário da esterilização, o processo de desinfecção consiste na inativação ou redução dos micro-organismos presentes em material inanimado. A desinfecção não implica na eliminação de todos os micro-organismos viáveis, porém elimina a potencialidade infecciosa do objeto, superfície ou local tratado. No entanto não apresenta ação esporocida. Os mecanismos de ação dos agentes físicos citados no controle microbiano estão expostos no quadro a seguir.

Quadro 9.1 – Métodos por agentes físicos utilizados no controle de micro-organismos

Métodos	Concentração ou nível
Calor úmido - vapor sob pressão	121ºC ou 132ºC por 15 minutos ou mais (Prions – 134ºC por 18 minutos)
Calor seco	1h a 171ºC, 2h a 160ºC, 16h a 121ºC
Pasteurização	63ºC por 30 minutos (método lento) 72ºC por 15 segundos (método rápido). São processos que reduzem o número de micro-organismos Aquecimento de forma super rápida a 140ºC (5 segundos) e imediatamente é resfriado (esterilização-UHT)
Refrigeração	0ºC a 5ºC (há crescimento de alguns micro-organismos)
Congelamento	-20ºC (reduz o número de micro-organismos) Nitrogênio líquido -179ºC (preservação de micro-organismos)
Liofilização/ congelamento a seco	Amostras secas em 4hs e liofilização concluída em 24hs (preservação de micro-organismos)
Filtração	0,22 a 0,45 micras de tamanho de poro: filtros hepa (ar particulado de alta eficiência) – fluxo laminar
Radiação não ionizante - ultravioleta	Exposição variável a um comprimento de onda de 254nm
Radiação ionizante	Exposição variável a radiação de micro-ondas ou gama
Vibrações ultrasônicas	15.000 ciclos/segundo

Fonte: Black, 2002; Murray, 2006; Trabulsi et al., 2008.

Os mecanismos de ação dos agentes físicos citados no controle microbiano estão expostos no quadro a seguir.

Quadro 9.2 – Mecanismo de ação dos agentes físicos usados para controle de micro-organismos

Métodos	Mecanismo de ação
Calor úmido - vapor sob pressão	Desnaturação das proteínas
Calor seco	Oxidação das moléculas
Pasteurização	Desnaturação das proteínas
Baixas temperaturas	Interrupção do metabolismo
Filtração	Remoção mecânica
Radiação não ionizante (ultravioleta)	Atuam sobre o DNA
Radiação ionizante (raio gama)	Atuam sobre o DNA
Vibrações ultrassônicas	Desnaturação das proteínas

Fonte: Black, 2002.

CALOR

A esterilização pelo calor é o método mais usado e prático, indicado para a maioria dos materiais, exceto aqueles sensíveis ao calor ou que consistam em substâncias químicas voláteis ou tóxicas.

Este método depende basicamente da temperatura e do tempo de exposição. Quanto maior a temperatura, menor o tempo de exposição requerido. Na escolha do tempo de exposição leva-se dois fatores em consideração: o **tempo de penetração e o tempo de duração.** Ambos dependem da carga a ser esterilizada, quanto mais inacessível ou quanto menor a condutibilidade térmica do material, maior o tempo de penetração. O tempo de penetração é aquele que leva para que a parte mais inacessível da carga atinja a temperatura de esterilização escolhida. O tempo de duração é o período de exposição à temperatura selecionada.

Quando se utiliza o calor como agente esterilizante há variações de resistência de organismo para organismo. Estas diferenças podem ser expressas através de três parâmetros: **Ponto de morte térmica**, que vem a ser a temperatura mais baixa capaz de matar todos os micro-organismos de uma dada espécie, em suspensão, em 10 minutos; **Tempo de morte térmica** que vem a ser o menor tempo capaz de matar todos os micro-organismos, numa suspensão, numa dada temperatura, e o terceiro parâmetro, é o **Tempo de redução decimal (D),** que vem a ser o tempo expresso em minutos, no qual 90% da população dos micro-organismos são mortos, numa dada temperatura.

Quando uma população microbiana é aquecida, a redução do número de viáveis ocorre de forma exponencial. Por exemplo, se uma população inicial de 1 milhão de bactérias for aquecida e após 1 minuto for feita uma nova contagem de viáveis, será encontrado 100 mil viáveis, no minuto seguinte, uma amostra revelará a presença de 10 mil indivíduos vivos e assim sucessivamente até 6 minutos, quando não haverá probabilidade de encontrar organismos vivos (Figura 9.1). A partir deste minuto prosseguindo as contagens, minuto a minuto, o que observa-se é a probabilidade, cada vez menor, de encontrar micro-organismos vivos. Do ponto de vista prático, um material será considerado estéril quando trabalhar-se na faixa de probabilidade de $1/10^{-6}$, ou seja, submetendo-se o material ao processo de esterilização após 12 minutos naquela temperatura, a probabilidade de encontrar um organismo vivo é de 1 para 1 milhão. Estas considerações mostra que quanto maior o número inicial de organismos presentes, maior será o tempo necessário para esterilizar.

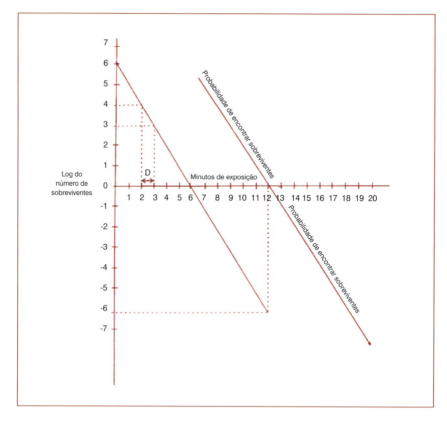

Figura 9.1 – *Inativação de esporos durante o processo de esterilização empregando pressão de uma atmosfera e calor úmido a 121ºC.* Fonte: Trabulsi et al., 2008.

CALOR SECO

O ar quente em altas temperaturas leva os micro-organismos à morte por processo de oxidação. Entretanto esta técnica para ser efetiva requer temperatura muito alta e tempo de exposição maior, porque a difusão do calor seco é lenta.

Flambagem

É a forma mais simples de esterilização por calor seco. Consiste em colocar o material a ser esterilizado em contato direto com a chama, até que se torne rubro. Geralmente utiliza-se o bico de Bunsen para realizar o procedimento.

Incineração

É um método de esterilização de caráter destrutivo, onde são utilizadas temperaturas extremas para matar os micro-organismos. O processo de queima é realizado em incineradores e chega a atingir temperaturas acima de 1000°C, reduzindo os materiais contaminados às cinzas estéreis e inertes. Os gases liberados durante o processo de queima devem ser obrigatoriamente tratados por filtros, garantindo que o ar liberado para a atmosfera esteja com índices poluentes abaixo dos padrões permitidos, eliminando qualquer possibilidade de poluição ambiental.

Estufas – Forno de Pasteur

É um equipamento de metal, elétrico (Figura 9.2) indicado para esterilizar artigos metálicos, de vidros e os instrumentos de corte. O calor seco é inadequado para tecidos, plásticos, acrílicos e borrachas, devido ao efeito destrutivo das altas temperaturas.

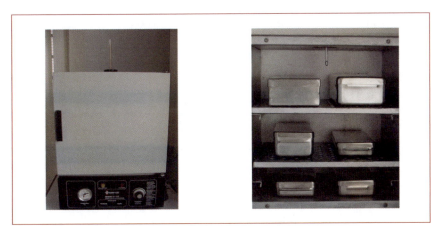

Figura 9.2 – *Vista externa e interna da estufa. Observar presença de termômetro acessório e disposição das caixas.* Fonte: Silva et al., 2009.

A esterilização pela estufa deve ser realizada de acordo com a Resolução SS-15 de 18/01/99 à temperatura de 170°C por uma hora ou 160°C por 2 horas. O CDC (2003) recomenda que a estufa permaneça a 170°C por uma hora, 160°C por 2 horas ou 150°C por 2 horas e 30 minutos. A efetividade do processo é monitorada com testes de esporos do *Bacillus* sp, que é relativamente resistente à morte por ar seco.

CALOR ÚMIDO

A esterilização empregando o calor úmido é mais eficiente que o calor seco, por possuir boa penetrabilidade, devido à pressão com que o vapor é injetado na câmara e, desse modo, o tempo gasto para esterilizar é menor. Seu modo de ação leva a desnaturação das proteínas.

Água fervente

É considerado um método de desinfecção, pois mata apenas os micro-organismos em sua forma vegetativa. Os materiais contaminados expostos a este processo não serão esterilizados porque os esporos bacterianos permanecem viáveis.

Vapor sob pressão

É o processo de esterilização realizado em aparelhos denominados **autoclaves**, sendo o método preferencial de esterilização, desde que os materiais a serem esterilizados não sofram alterações pelo calor ou umidade.

O vapor sob pressão tem efeito letal sobre as células vegetativas e esporuladas das bactérias, como também sobre as leveduras, os fungos filamentosos, todos os tipos de vírus, príons e outros parasitas. A taxa de extermínio destes organismos durante um processo de esterilização em autoclave é rápida, mas é influenciada pela temperatura e duração do processo, pelo tamanho da autoclave, pela taxa de vapor, pela densidade e tamanho da carga (quantidade de material que é colocado no interior da autoclave). Existem vários tipos de autoclaves (Figura 9.3), que diferem entre si pela forma como o ar residual é retirado do aparelho. O tempo do ciclo de esterilização sofre variação de acordo com a pressão e a temperatura, pode ser: 121 - 124°C em 1,0 atmosfera com 15,0 psi por 20 min./126 - 129°C em 1,4 atmosfera com 20,0 psi por 10min./132 - 134°C em 2 atmosferas com 29,4 psi por 6 min. O termo psi significa *pound per square inch* (libras por polegada quadrada).

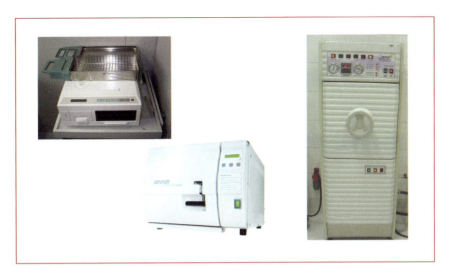

Figura 9.3 – *Modelos de autoclave.* Fonte: Silva, et al., 2009.

O ciclo de esterilização pelo vapor sob pressão (Figura 9.4), compreende os itens abaixo:

- *Remoção do ar:* todo o ar da câmara de esterilização deve ser eliminado, pois a eficiência do processo está no contato do vapor saturado de água com o material ou instrumental. O ar residual constitui uma barreira à penetração do vapor nos pacotes.

- *Admissão do vapor:* período de exposição após a remoção do ar, com a admissão do vapor sob pressão tem início o período de exposição. O tempo de exposição é marcado quando o termômetro atinge a temperatura previamente estabelecida.

- *Tempo de penetração do vapor:* é o intervalo necessário para que a carga atinja a temperatura existente na câmara. Variam em relação à natureza dos materiais, condições de acondicionamento, disposição dos pacotes no interior da câmara e ao tipo de autoclave.

- *Tempo de esterilização:* é o menor tempo necessário para que haja destruição de todas as formas de vida microbiana. Leva mais tempo para o calor penetrar em um material viscoso ou sólido do que em um material fluido. O tempo necessário, também depende do volume do material.

- *Intervalo de confiança:* é o período de segurança adicional, que se acrescenta ao ciclo, geralmente igual à metade do tempo de esterilização.

- *Exaustão do vapor e secagem:* a exaustão do vapor do interior da câmara é rápida na esterilização de tecidos e de artigos sólidos. A secagem da carga é obtida por aquecimento das paredes da câmara em atmosfera rarefeita ou por vácuo. Esta pode ser prejudicada, se os pacotes ficarem encostados nas paredes, pela colocação de materiais de texturas diferentes no mesmo pacote e por defeitos do aparelho.

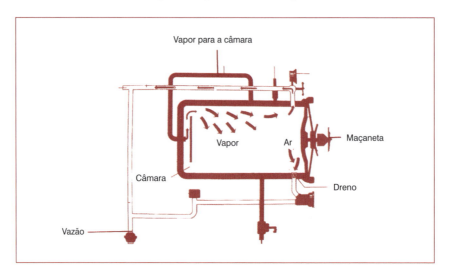

Figura 9.4 – *Esquema demonstrando o funcionamento de uma autoclave.* Fonte: Trabulsi et al., 2008.

FILTRAÇÃO

O mecanismo de filtração pode ser através de procedimentos simples como o embuchamento da boca dos tubos de ensaio com tampão de algodão ou através de filtros de porcelana ou vidros sintéticos. As membranas filtrantes, fabricadas de nitrocelulose, são discos finos com poros que variam de 25 a 0.025 micra, as quais podem reter diferentes tipos de micro-organismos (Quadro 9.3).

Filtros de partículas do ar de alta eficiência (HEPA) são usados em sistemas de ventilação de locais onde o controle microbiano deva ser realizado e em capelas de fluxo laminar. Estes filtros removem quase todos os micro-organismos com diâmetros maiores de 0.3 micra.

Quadro 9.3 – Tamanho de poros das membranas filtrantes e micro-organismos filtráveis

Tamanho dos poros (um – micra)	Partículas filtráveis
5	Leveduras, bactérias e vírus
3	Algumas leveduras, bactérias e vírus
1.2	Maioria das bactérias e vírus
0.45	Algumas bactérias e vírus
0.22	Vírus
0.10	Vírus de médio e pequeno tamanho
0.05	Pequenos vírus
0.025	Somente os menores vírus

Fonte: Black et al. (2002).

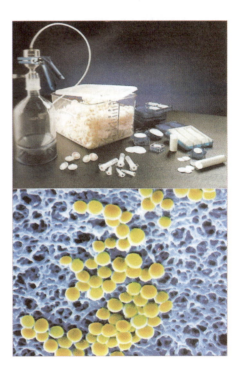

Figura 9.5 – *Esterilização por Filtração: várias membranas filtrantes e microscopia eletrônica de varredura de S. epidermidis presa na superfície do filtro de milipore com membrana de poros com 0,22micras.* Fonte: Black, 2002.

RADIAÇÃO

A esterilização por radiação ionizante será abordada por representar o método de esterilização mais usado pelos produtores de materiais de consumo e descartáveis.

A esterilização por meio da **Radiação Ionizante** é um método indicado para materiais termosensíveis. A capacidade antimicrobiana é efetiva na bactéria em fase vegetativa, porém os esporos bacterianos apresentam alta resistência.

A ação microbicida se dá por modificações do DNA, alterações morfológicas no núcleo e citoplasma, alterações no metabolismo celular e na permeabilidade da membrana celular.

A forma mais utilizada é a radiação gama. Os raios gama são ondas eletromagnéticas de alta energia e grande poder de penetração nos materiais, produzidos pela desintegração de elementos radioativos. Sistemas específicos de microondas têm sido projetados para esterilização de meios de cultura e soluções microbiológicas e também para tratamento de resíduos de serviços de saúde.

Radiação não Ionizante – a luz ultravioleta (UV) é considerada como agente esterilizante, pois é especialmente efetiva na inativação dos vírus. Ela é absorvida pelas bases púricas e pirimídicas dos ácidos nucleicos, portanto tal absorção pode destruir permanentemente estas moléculas. A luz ultravioleta é de uso limitado quando usada no teto para descontaminar as salas, porque ela não penetra em vidro, tecido, papel e não circula nos cantos de uma sala. Perde a eficiência com o passar do tempo e deve ser monitorada frequentemente. O uso da radiação UV para esterilização de artigos é proibido pelo Ministério da Saúde através da Portaria nº 930, de 27/08/92.

VIBRAÇÕES ACÚSTICAS

Ondas sônicas e ultrassônicas, na faixa audível, em grande intensidade, podem ter ação microbicida. No processo de limpeza pelo ultrassom (**lavadora ultrassônicas**), o equipamento através de um núcleo gasoso, gera bolhas minúsculas que se expandem até se tornarem instáveis e implodem. Essa implosão gera as áreas de vácuo responsáveis pela limpeza. Quando associado à ação do detergente e do calor, o ultrassom possibilita a remoção da sujidade mais aderente, até nos locais em que a escovação manual não alcança.

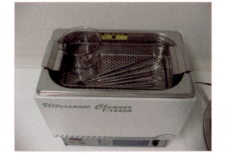

Figura 9.6 – *Acondicionamento dos instrumentos na cuba da lavadora ultrassônica.* Fonte: Silva et al., 2009.

MÉTODOS

Efeito do calor úmido sobre o crescimento bacteriano

Técnica do experimento da ação de água fervente em culturas bacterianas

Procedimento

- Inocular, seguindo as normas indicadas no capítulo 6, 0,5 mL da suspensão de *E. coli* em placa de Agar Nutriente, realizar estrias com a alça bacteriológica; marcar tempo zero (t = 0) no fundo da placa. Colocar o tubo com a suspensão de *E.coli* em água fervente por 5, 10 e 20 minutos. Após cada intervalo de tempo, realizar nova semeadura em diferentes quadrantes da superfície do meio Agar Nutriente. Em seguida, incubar por 24 horas a 35°C.

- Repetir as operações indicadas com uma cultura de *Bacillus* sp.

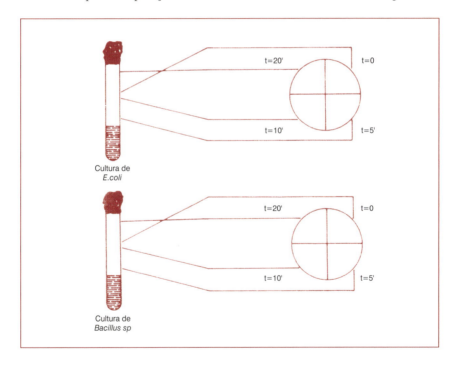

Técnica do experimento da ação do calor úmido em vapor sob pressão em culturas bacterianas

Procedimento

- Colocar uma cultura de *E. coli*, a qual foi previamente incubada por 24 horas, no interior de uma autoclave à temperatura de 121°C por

15 minutos. Após esse período, coletar uma alíquota da suspensão de *E. coli* e semear pela técnica de esgotamento (descrita no capítulo 6) em um quadrante de uma placa de Ágar Nutriente, previamente dividida.

- Repetir as operações indicadas com uma cultura de *Bacillus* sp e semear no outro quadrante da placa de Ágar Nutriente. Em seguida, incubar a 35°C por 24 horas.

Técnica do experimento de esterilização de vapor sob pressão em artigo contaminado

Fazer escolha de artigos (pinças) de uso contínuo em laboratório de microbiologia ou de clínicas interdisciplinares associadas. Seguir os passos descritos abaixo, iniciar pela técnica de limpeza para posterior esterilização em autoclave com embalagem apropriada.

Procedimento

- 1° Passo: Limpeza do material

A sujeira atua como um fator de proteção para os micro-organismos, pois age como uma barreira, impedindo o contato com o agente esterilizante. Para que os instrumentos contaminados possam ser esterilizados é necessário que estejam completamente limpos e secos.

A limpeza é definida como o processo de remoção física da sujidade, sendo realizada com água, adicionada com detergente, de forma manual ou por ação de equipamento mecânico (lavadora ultrassônica).

Realizar o procedimento manual seguido os itens abaixo:

a) Emergir o artigo em solução enzimática ou desincrostante, por 2 a 20 minutos para a remoção dos detritos orgânicos aderidos. Não é recomendada a utilização de detergente comercial de uso doméstico (aniônicos) para executar este procedimento.

b) Preparar a solução enzimática de acordo com a instrução do fabricante. Normalmente, o material permanece imerso nessa solução por 20 minutos e, posteriormente é removido com uma pinça.

c) Realizar a limpeza com uma escova de cerdas macias, sob água corrente (Figura 9.7). Esta escova utilizada para a lavagem deve ser desinfetada em imersão de glutaraldeído a 2% por 30 minutos.

d) Efetuar cuidadosos enxágues após a lavagem do material, para remoção completa de resíduos de detergente.

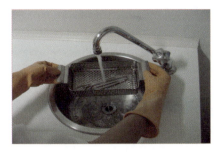 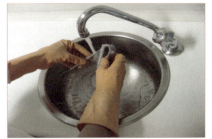

Figura 9.7 – *Limpeza manual e enxágue dos materiais após de limpeza mecânica.* Fonte: Silva, et al., 2009.

- 2º Passo: Secagem e inspeção

Depositar os instrumentos molhados em toalhas de papel absorventes sobre a bancada, para que o excesso de água seja absorvido e secar com atenção.

Evitar que instrumentos molhados sequem naturalmente, pois os sais minerais da água, ao secar, ficam aderidos aos instrumentos, podendo danificá-los causando manchas, ferrugens e corrosões durante a esterilização.

Realizar a inspeção do artigo a fim de avaliar falhas na limpeza, pontos de corrosão e danos ou fraturas.

- 3º Passo: Embalagens e procedimentos para esterilização em autoclave

Colocar os materiais em envelopes e adicionar no seu interior o integrador químico Comply e, em seguida fechar e colocar na superfície uma fita com indicador químico. Em um pacote teste de cada carga deve ser colocado um indicador biológico. O Comply, a fita e o indicador biológico são utilizados para monitorar a esterilização em autoclave e, serão descritos posteriormente nesse capítulo.

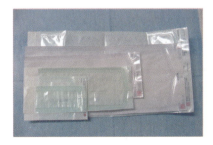

Figura 9.8 – *Envelopes.* Fonte: Silva et al., 2009.

Atualmente, para embalagens, são utilizados **filmes transparentes,** constituídos principalmente por polietileno, polipropileno, poliéster, nylon, PVC, polietileno, acetato de celulose, EVA e PETG. Estes filmes compondo-se numa embalagem com papel grau cirúrgico apresentam a vantagem de permitir a visualização do conteúdo.

Tyvek® é um material produzido e patenteado pela DuPont, que consiste em uma folha de filamentos contínuos de fibras finas e interconectadas de polietileno de alta densidade, usada para confeccionar envelopes. O material suporta altas temperaturas, apresenta alta resistência à tração, perfuração e água e é excelente barreira microbiana. É compatível com a maioria dos processos de esterilização como vapor, óxido de etileno, peróxido de hidrogênio e radiação gama.

- 4º Passo: Preparação para realizar a esterilização em autoclave

a) Preencher a câmara com materiais que requerem o mesmo tempo de esterilização.

b) Limitar as dimensões dos pacotes, não devendo ultrapassar 30x30x50 cm, com limite de peso entre 4 e 7 quilos.

c) Carregar o aparelho, utilizando 2/3 de sua capacidade.

d) Dispor os pacotes dentro da câmara de maneira homogênea na posição vertical, com as faces do papel grau cirúrgico voltados entre si, deixando espaço entre eles, para facilitar a drenagem do ar, a penetração do vapor e secagem eficiente. Evitar que os pacotes encostem-se ao piso e paredes da câmara (Figuras 9.9 e 9.10).

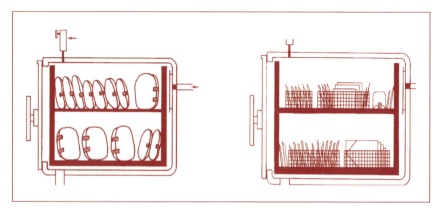

Figura 9.9 – *Disposição vertical dos pacotes, deixando espaço entre eles.* Fonte: Manual 3M (2002).

Figura 9.10 – *Utilização de cestos aramados para facilitar disposição dos pacotes.* Fonte: Manual 3M (2002).

■ 5º Passo: Durante a esterilização em autoclave

a) Verificar rigorosamente as instruções do fabricante sobre o funcionamento do aparelho.

b) Observar permanentemente os indicadores de temperatura e pressão.

c) Não insistir na operação do aparelho quando houver qualquer indício de defeito.

■ 6º Passo: Após a esterilização

a) Abrir a porta atendendo as especificações do equipamento e as instruções do fabricante.

b) Não colocar os pacotes em superfícies metálicas (mesa, pia), pois nos pontos de contato, o vapor residual se condensa, tornando-os úmidos.

c) Tomar cuidado para não romper as embalagens durante a retirada da autoclave e seu armazenamento.

d) Registrar nos pacotes a data de esterilização e data limite da validade da mesma.

e) Verificar a alteração de cor da fita com indicador químico.

Técnica do experimento do efeito da radiação ultravioleta sobre o crescimento bacteriano

Utilizar a câmara de Fluxo Laminar, a qual tem o ar tratado devido a um fluxo forçado de ar que passa pela câmara irradiada por UV. A lâmpada consiste em luz de comprimento de onda entre 40 e 390nm, mas os comprimentos de onda na faixa de 220nm são mais eficazes em matar micro-organismos.

Procedimento

■ Inocular cultura de *B. cereus* e de *E. coli* em 1 placa de Petri, contendo meio de cultura BHI-Ágar, previamente dividida em dois quadrantes. Posteriormente, colocar a placa em câmara de Fluxo Laminar ligada e acender a lâmpada UV por 30 minutos. Durante essa exposição, não deverá permanecer ninguém na sala.

■ Após este período, retirar as placas contendo as culturas da câmara de Fluxo Laminar e colocá-las em estufa bacteriológica por 24hs a 35ºC.

RESULTADOS E INTERPRETAÇÕES

Resultados da ação de água fervente em culturas bacterianas

Micro-organismos	Aspecto do crescimento de micro-organismo			
	Tempo de exposição em água fervente			
	0	5 min.	10 min.	20 min.
E.coli				
Bacillus sp				

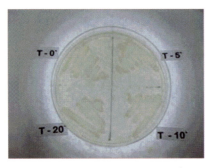

Figura 9.11 – *Cultura de Bacillus sp após ser submetida a ação de água fervente.*

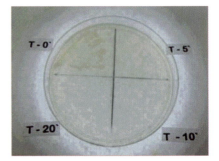

Figura 9.12 – *Cultura de E. coli após ser submetida à ação de água fervente.*

Interpretações

Nesse experimento foi observado que o tempo de exposição e o tipo de micro-organismo influenciaram na ação do calor, pois quando se utilizou a água fervente sobre uma cultura de bactérias que não realiza esporulação, verificou-se que ela não cresceu após 5 minutos de exposição, isto já não ocorreu com a cultura de bactérias capaz de esporular. Rever os conceitos de mecanismo de esporulação bacteriana descrito no Capítulo 4.

Resultados da ação do calor úmido em vapor sob pressão em culturas bacterianas

Micro-organismos	Aspecto do crescimento após 121ºC/15 minutos
E.coli	
Bacillus sp	

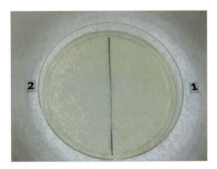

Figura 9.13 – *Ausência de crescimento de E. coli e Bacillus sp após serem submetidas à ação de vapor sob pressão – autoclave.*

Interpretações

Observou-se, nesse experimento, que a ação do calor sob pressão após 15 minutos a 121°C não permitiu o crescimento de nenhuma das duas culturas. Portanto, a esterilização em autoclave é eficiente em destruir todas as formas de micro-organismos, tanto os não esporulados (*E. coli*), como os esporulados (*Bacillus* sp). Rever o conceito de esterilização por vapor sob pressão descrito na introdução deste capítulo.

Resultados da esterilização de artigo contaminado em vapor sob pressão

Após a retirada dos pacotes da autoclave verificar se o indicador químico foi alterado da cor clara para a cor escura e se o Comply mudou de coloração (Figura 9.14). Os pacotes que apresentam a fita indicadora química com listas descoradas significam que não houve uma temperatura adequada dentro da câmara.

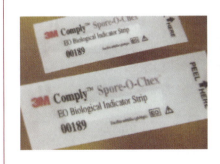
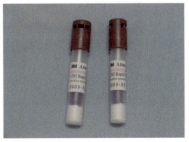

Figura 9.14 – *Indicadores biológicos em tiras e ampolas.* Fonte: Silva et al., 2009.

Retirar os indicadores biológicos (Figura 9.14) da autoclave e incubar para revelar, posteriormente, se os esporos foram ou não destruídos. Quando os esporos são destruídos, por representarem os micro-organismos mais difíceis de serem destruídos, pode-se deduzir que todas as outras formas de vida microscópicas foram mortas.

O Sistema Attest da 3M e o Sterikon Bioindicador Merk atuam através de uma mudança de cor, exibindo o resultado em até 48 horas, dependendo da ocorrência de alteração do pH. Quando a esterilização é eficiente a coloração da ampola permanece inalterada, entretanto se for ineficiente a coloração se altera devido a viragem do indicador de pH em consequência a produção de ácidos a partir da metabolização de açúcares existentes no meio de cultura, indicando crescimento bacteriano.

Pacotes	Indicador químico	Integrador químico Comply	Indicador biológico
Pacote nº1			
Pacote nº2			

Interpretações

A esterilização em vapor sob pressão bem sucedida significa que o procedimento foi correto, um dos fatores que influenciam é à disposição dos pacotes no sentido vertical dentro da câmara, pois o vapor penetra sempre pela face permeável do pacote, que corresponde ao papel grau cirúrgico. Em esterilização em vapor sob pressão por gravidade, o vapor tende sempre a subir para depois descer. Para a esterilização ser eficiente deve-se monitorar o aparelho e o processo através dos indicadores.

Indicadores físicos: são responsáveis pelo monitoramento do aparelho, os quais estão localizados no painel frontal (Figura 9.15). São constituídos por manômetros, manovacuometros, lâmpadas pilotos e termostatos, que servem para apontar as condições internas do esterilizador.

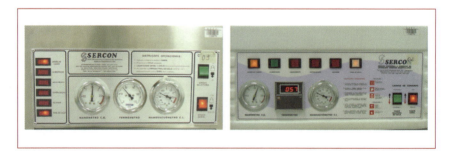

Figura 9.15 – *Indicadores físicos.* Fonte: Silva et al., 2009.

Indicadores químicos: são responsáveis pelo monitoramento do processo. São eles:

Indicadores químicos externos: são produtos de natureza química, aplicados normalmente a tiras de papel que alteram a coloração, quando submetidos às temperaturas de esterilização. Contudo, não podem ser utilizados como indicadores de esterilidade.

Devem estar presentes em todos os pacotes de artigos estéreis. São usados no lado externo do pacote para evidenciar a passagem do material pelo esterilizador. Assim facilitam a identificação dos pacotes que já passaram pelo processo de esterilização, evitando que pacotes não processados sejam utilizados. Estes indicadores são encontrados na forma de fitas, utilizadas para lacrar os pacotes ou estão impressos com tintas indicativas em envelopes (Figura 9.16).

Integradores químicos: são classificados como o mais alto nível de indicadores químicos e destinam-se a responder a todos os parâmetros da esterilização, pois se utilizam de processos químicos e físicos para controlar o desempenho. Além de um desempenho preciso, uma vantagem adicional dos integradores é que são "auto-explicativos". O integrador desenvolve uma coloração escura que se move para frente, percorrendo todo o caminho até a janela "ACCEPT" ou estacionando na janela "REJECT" (Figura 9.17).

Indicadores biológicos: estes indicadores, encontrados na forma de tiras ou ampolas (Figuras 9.14), são constituídos de uma suspensão de esporos bacterianos termorresistentes, que são bactérias termofílicas formadoras de esporos,

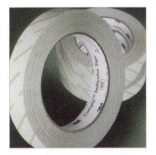

Figura 9.16 – *Indicadores químicos externos.* Fonte: Silva et al., 2009.

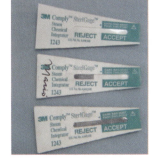

Figura 9.17 – *Integradores químicos para autoclave: antes (A), após a esterilização quando não há penetração do vapor no pacote (B) e quando há penetração do vapor (C).* Fonte: Silva et al., 2009.

capazes de sobreviver em temperaturas, nas quais as proteínas são rapidamente desnaturadas. Os sistemas que contém esporos do *Geobacillus stearothermophilus* são usados para ciclos de esterilização a vapor.

Dentre os três tipos de monitoração, o monitoramento biológico é o que mais comprova a esterilização, proporcionando um controle mais rigoroso do processo, pois são os únicos indicadores capazes de certificar a morte efetiva dos micro-organismos.

O Sistema Attest da 3M e o Sterikon Bioindicador Merk são muito utilizados. Há, também, o Sistema Attest de Leitura Rápida que apresenta uma tecnologia diferenciada, que possibilita a leitura de esporos por fluorescência, permitindo a mensuração da atividade enzimática no início do crescimento bacteriano (Figura 9.18). Reunindo indicadores biológicos autocontidos (papel impregnado com esporos e meio de cultura em um frasco) e uma Incubadora/Leitora Automática (que indica o resultado através do simples acionamento de lâmpadas-piloto). A frequência de monitorização por indicadores biológicos para esterilização deve ocorrer no mínimo semanalmente (SS-15, 18/01/99 e Ministério da Saúde, 2001).

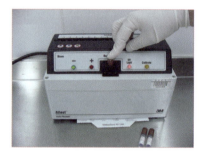

Figura 9.18 – *Sistema Attest de Leitura Rápida.* Fonte: Silva et al., 2009.

Resultados do efeito da radiação ultravioleta sobre o crescimento bacteriano

Micro-organismos	Aspecto de crescimento	Tempo de exposição
E. coli		
B. cereus		

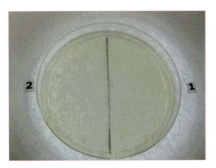

Figura 9.19 – *Ausência de crescimento de E. coli e Bacillus sp após serem submetidas à radiação ultravioleta.*

Interpretações

A sua eficiência é influenciada pela presença de matéria orgânica, cumprimento de onda, temperatura, tipo de microrganismo, distância e intensidade da lâmpada. Ela mata menos bactérias do que se podia esperar, devido aos mecanismos de reparo do DNA. Uma vez o DNA estando reparado, novas moléculas de RNA e proteínas podem ser sintetizados para substituírem as moléculas danificadas. A limitação da radiação ultravioleta reside na necessidade de uma exposição direta.

REVISÃO DO CAPÍTULO

Questões a serem exploradas

1. Leitura sobre diferentes tipos de autoclaves: Autoclaves por gravidade, Autoclaves por alto-vácuo, Autoclaves por vácuo pulsátil e Autoclaves ultrarrápidas: (ciclo flash) e realizar uma tabela com as diferenças encontradas sobre elas.

2. Pesquisa sobre Lavadora esterilizadora, Lavadora pasteurizadora e Lavadora sanitizadora.

3. Situação-problema: uma indústria alimentícia pasteuriza suco de maçã, porém o empresário esta propenso a mudar esse procedimento para radiação. Explique ao empresário as diferenças entre a pasteurização e a radiação na indústria de alimentos. Mostre porque a radiação ionizante é mais eficiente que a radiação UV na esterilização de produtos alimentícios.

4. Descreva o uso de filtros de profundidade para manter limpo o ar de hospitais, laboratórios e outros locais.

10

Ação antimicrobiana de agentes químicos

OBJETIVOS

1. Diferenciar os métodos de esterilização por agentes químicos.

2. Diferenciar desinfecção de antissepsia.

3. Definir os níveis de ação dos desinfetantes.

4. Discutir os mecanismos de ação dos agentes químicos utilizados no experimento.

INTRODUÇÃO

As considerações inerentes à definição de esterilização e desinfecção foram realizadas no capitulo anterior. Os métodos químicos de esterilização mais utilizados são glutaraldeído, beta propiolactona, formaldeído ou peróxido de hidrogênio vaporizado. Os métodos físico-químicos usados atualmente são gás de óxido de etileno e plasma de peróxido de hidrogênio. Na dependência da concentração alguns destes agentes apresentam-se como **desinfetantes** de diferentes níveis de atividade antimicrobiana.

Os agentes químicos, também, são usados em processos de **antissepsia**, que destroem ou inibem o crescimento de micro-organismo em tecidos vivos, portanto são denominados de **antissépticos**. Os agentes químicos **sanitificantes** são geralmente detergentes catiônicos, que reduzem a população microbiana em utensílios utilizados em alimentação em processo denominado de **sanitificação**.

A ação de alguns desinfetantes pode se aproximar dos agentes esterilizantes em eficiência, entretanto, muitos micro-organismos podem permanecer viaveis, isto é, a classificação de desinfetantes em níveis de atividade não é absoluta.

Os níveis de atividade antimicrobiana dos desinfetantes podem ser classificados em:

- **Nível alto:** são aqueles que matam todas as formas de vida microbiana, exceto os esporos bacterianos. São usados em artigos críticos (instrumentos que entram em contato com o sangue do paciente), que não podem suportar os procedimentos de esterilização (exemplo: materiais com plástico ou borracha).

- **Nível intermediário:** são aqueles que matam o bacilo da tuberculose, fungos, bactérias na forma vegetativa e vírus, mas não destroem todos eles, como também não atuam nos esporos bacterianos. São utilizados na limpeza de superfície ou instrumentos em que há pouca probabilidade de contaminação por esporos bacterianos ou outros micro-organismos altamente resistentes.

- **Nível baixo:** são aqueles que matam a maioria das bactérias na forma vegetativa, porém não matam os esporos bacterianos, bacilo da tuberculose ou vírus não-lipídicos em um tempo aceitável.

Fatores que interferem na morte microbiana

Uma população microbiana não morre instantaneamente, a taxa de morte é constante em um determinado período de tempo e está na dependência da concentração do agente químico e do tempo de exposição. Os fatores que podem interferir na ação antimicrobiana dos agentes químicos são:

- *Características dos micro-organismos:* nas bactérias e nos fungos, as células jovens, normalmente são mais vulneráveis do que os organismos que se encontram na fase estacionária ou de declínio ou dos que se encontram em processo de esporulação.

- *Tamanho da população microbiana:* populações maiores levam mais tempo para morrer do que populações menores.

- *Intensidade e concentração do agente microbicida:* quanto menor a intensidade ou concentração, mais tempo leva para destruir uma população microbiana.

- *Tempo de exposição ao agente microbicida:* quanto maior o tempo de exposição, maior será o número de células mortas.

Os micro-organismos apresentam a seguinte ordem decrescente de resistência aos agentes químicos:

Quadro 10.1 – Resistência dos micro-organismos aos agentes químicos

Ordem decrescente de resistência de micro-organismo
Príons
Esporos bacterianos
Micobactérias
Cistos de protozoários
Protozoários vegetativos
Bactérias Gram-negativas
Fungos (inclui, a maioria dos esporos fúngicos)
Vírus hidrófilos (não envelopados)
Bactérias Gram-positivas
Vírus lipofílicos (envelopados)

Fonte: Tortora et al., 2005.

Os agentes químicos antimicrobianos podem ter ação de esterilizantes, desinfetantes e antissépticos, como exemplificado nos quadros 10.2, 10.3 e 10.4.

Quadro 10.2 – Agentes químicos antimicrobianos – esterilizantes

Esterilizantes com vapor de gás	Concentração ou nível
Óxido de etileno	450-1200mg/L a 29ºC até 65ºC por 2-5h
Vapor de formaldeído	2%-5% a 60ºC até 85ºC
Plasma de peróxido de hidrogênio	30% a 55ºC até 60ºC
	Gás de peróxido de hidrogênio altamente ionizado
Esterilizantes químicos	**Concentração ou nível**
Ácido peracético	0,2%

Fonte: Murray, 2006.

Quadro 10.3 – Agentes químicos antimicrobianos – desinfetantes

Agentes desinfetantes	Concentração (nível de atividade)
Glutaraldeído	2% a 3,5% (alto)
Peróxido de hidrogênio	3% a 25% (alto)
Dióxido de cloro	Variável (alto)
Formaldeído	3% a 8% (alto/intermediário)
Ácido peracético	Variável (alto)
Composto de cloro	100 a 1000 ppm de cloro livre (alto)
Álcool (etílico, isopropílico)	70% a 95% (intermediário)
Compostos fenólicos	0,4% a 5,0% (intermediário/baixo)
Compostos iodóforos	30 a 50 ppm de iodo livre (intermediário)
Compostos quaternários de amônia	0,4% a 1,6% (baixo)

Fonte: Murray et al., 2006.

Quadro 10.4 – Agentes químicos antimicrobianos – antissépticos

Agentes antissépticos	Concentração
Álcool (etílico, isopropílico) Iodóforos Triclosan Clorexidina Paraclorometaxilenol	70% a 90% 1 a 2 mg de iodo livre; 1% a 2% de iodo disponível 0,3% a 2,0% 0,5% a 4,0% 0,5% a 3,75%

Fonte: Murray, 2006.

O modo de ação dos agentes antimicrobianos químicos, relacionados anteriormente, está descrito no quadro abaixo.

Quadro 10.5 – Modo de ação dos agentes antimicrobianos químicos

Agentes antimicrobianos	Modo de ação
Esterilizantes com vapor de gás	
Óxido de etileno Vapor de formaldeído Vapor de peróxido de hidrogênio Gás de plasma	Gases alquilantes Gases alquilantes Agente oxidante Agente oxidante
Esterilizantes químicos	
Ácido peracético Glutaraldeído	Agente oxidante Agente alquilante
Desinfetantes químicos	
Dióxido de cloro Compostos de cloro	Agente oxidante
Álcool (etílico, isopropilico) Compostos fenólicos	Desnaturação das proteínas Rompem as membranas e desnatura as proteínas
Compostos iodoforos	Agente oxidante
Compostos quaternários de amônia	Agente tensioativo

Fonte: Murray, 2006.

MÉTODOS

Ação antimicrobiana de antissépticos

Técnica do experimento da ação antimicrobiana do álcool 70% e sabões

Umidecer um *swab* estéril em meio de cultura líquido BHI, esfregá-lo na palma da mão e inocular na superfície de um quadrante do meio de cultura Nutriente Ágar (quadrante M).

Umidecer um segundo *swab* estéril em antisséptico álcool 70%, passar na outra palma da mão e aguardar por 5 minutos. A seguir, retirá-lo com um terceiro *swab* estéril umidecido em meio de cultura líquido BHI e inocular na superfície de um quadrante do meio de cultura Nutriente Ágar (quadrante A).

Repetir o procedimento com sabão líquido contendo triclosan (quadrante ST) e sabão contendo compostos quaternários de amônia (quadrante S). Incubar a placa de Nutriente Ágar a 35°C por 24 horas.

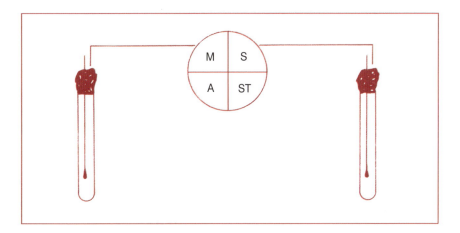

Ação antimicrobiana de desinfetantes

Técnica do experimento da ação antimicrobiana do hipoclorito de sódio

Preparar culturas em meios de cultura BHI líquido que contenha 10^4 a 10^5 bactérias/ mL de *S. aureus*, *Pseudomonas aeruginosa* e *Salmonella* sp.

Mergulhar 3 anéis metálicos nas culturas padronizadas das respectivas bactérias-testes e deixar em contato por 5 minutos. A seguir cada anel é colocado em um tubo de ensaio contendo 10 mL de solução de hipoclorito de sódio a 1% por 10 minutos. Após essa exposição, cada anel é transferido a um tubo de ensaio contendo meio de cultura estéril - BHI. Repetir o experimento com hipoclorito de sódio a 5% por 10 minutos. Incubar a 35°C por 24 horas.

RESULTADOS E INTERPRETAÇÕES

Resultado da ação antimicrobiana de antissépticos

Ação dos agentes	Crescimento de colônias
Álcool 70%	
Sabão líquido com triclosan	
Sabão de composto quaternário de amônia	
Mão sem antisséptico	

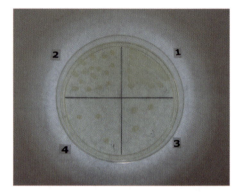

Figura 10.1 – *Efeito da ação de antissépticos sobre o crescimento bacteriano. Quadrante 1 – crescimento bacteriano sem antisséptico, quadrante 2 – crescimento bacteriano com atuação de composto quaternário, quadrante 3 – crescimento bacteriano com atuação de triclosan, quadrante 4 – crescimento bacteriano com atuação de álcool 70%.*

Interpretações

Ação antimicrobiana de antissépticos

Verifica-se que o quadrante em que não foi utilizado antisséptico, cresceu um grande número de colônias. No quadrante que utilizou o sabão, houve uma diminuição no número de colônias devido a ele ser agente tensioativo, o qual atua na permeabilidade da membrana celular. A maioria dos sabões é constituído por composto quaternário de amônia, antisséptico de **nível baixo**, portanto remove a sujidade. **Compostos quaternários de amônio** são produtos que se inclui na categoria de surfactante, são compostos solúveis que reduzem a tensão superficial.

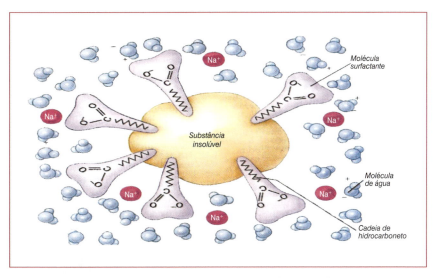

Figura 10.2 – *Ação de surfactante que compreende os compostos quaternários de amônia.*
Fonte: Black, 2002.

O triclosan é ativo contra as bactérias, mas não contra muitos outros micro-organismos. É um agente comum em sabonetes desodorizantes e em alguns produtos de higiene bucal. O triclosan inibe as ações de uma enzima necessária para a biossíntese de ácidos graxos (lipídeos), que afeta a integridade da membrana plasmática. É especialmente eficaz contra bactérias Gram-positivas e Gram-negativas. Existem exceções como a *P. aeruginosa*.

No quadrante em que foi utilizado o álcool 70%, observou-se ausência ou número muito reduzido de colônias, pois utilizou-se antisséptico de **nível intermediário**. Os **alcoóis** são agentes bactericidas, pois desnaturam proteínas e também são solventes de lipídios, atuando assim em estruturas lipídicas como membrana celular das bactérias e envelope de vírus.

Os alcoóis etílicos e isopropílico apresentam rápida atividade sobre as bactérias na forma vegetativa, fungos e vírus lipofílicos. Não apresentam atividade esporocida, sendo ineficazes sobre vírus hidrofílicos. Em concentrações entre 70 a 90%, as soluções de álcool etílico são eficientes contra as formas vegetativas das bactérias. A presença de água, além de facilitar a desnaturação das proteínas, pela redução da tensão superficial da célula bacteriana, também ajuda a reduzir a taxa de evaporação da solução, aumentando com isso o tempo de atuação. É por este motivo, que o álcool absoluto é menos efetivo.

Resultados da ação antimicrobiana de desinfetante

Diluição	S. aureus	Pseudomonas aeruginosa	Salmonella sp.
Hipoclorito de sódio 1%			
Hipoclorito de sódio 5%			

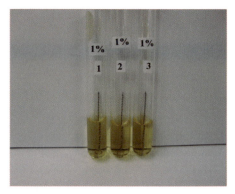

Figura 10.3 – *Resultado da ação do hipoclorito de sódio 1% nas culturas bacterianas (tubo 1 – S. aureus, tubo 2 – Pseudomonas sp., tubo 3 – Salmonella sp).*

Interpretações

Ação do sanitificante hipoclorito de sódio

Os compostos de cloro mais comumente utilizados são os inorgânicos: hipoclorito de sódio e o de cálcio.

O cloro e compostos clorados são considerados microbicidas, pois atuam em bactérias Gram-positivas, Gram-negativas e em fungos. Apresentam grande ação como viricida. Em altas concentrações apresentam efeito letal para os príons.

A forma ativa é o ácido hipocloroso, sendo um desinfetante de **alto nível** de atividade microbicida. Alguns autores sugerem que o cloro ou seus compostos se unem com proteínas da membrana celular formando compostos tóxicos que irão inibir reações enzimáticas essenciais. Os hipocloritos e as cloraminas, quando adicionados à água, sofrem hidrolise, dando origem ao ácido hipocloroso. Este ácido sofre nova reação originando o oxigênio nascente. É este oxigênio liberado, que é um poderoso agente oxidante que pode destruir substâncias celulares vitais.

REVISÃO DO CAPÍTULO

Questões a serem exploradas

1. Pesquise tipos de detergentes aniônicos e detergentes catiônicos.

2. Descreva sobre esterilização por gás de peróxido de hidrogênio.

3. Cite como os detergentes podem classificar-se de acordo com o pH.

4. Descreva sobre detergente enzimático e detergente desencrostante (não enzimático).

11

Antibiograma

OBJETIVOS

1. Definir antibiograma.

2. Relacionar os antibióticos e os quimioterápicos ideais para um determinado antibiograma.

3. Diferenciar a metodologia utilizada pela prova de diluição da prova de difusão.

4. Realizar antibiograma para bactérias e leveduras.

5. Relacionar os fatores que podem influenciar no resultado obtido no antibiograma pelo método de difusão.

INTRODUÇÃO

Os testes de sensibilidade a antimicrobianos tiveram seu início em 1956, com Kirby e Bauer, os quais a partir de métodos de diluição em caldo estabeleceram a correlação da concentração inibitória mínima (CIM) com os diâmetros de halo dos testes de difusão com discos. Desde então, essa metodologia vem sendo atualizada e utilizada pela maioria dos laboratórios de microbiologia.

O antibiograma avalia o padrão de sensibilidade de micro-organismos frente a concentrações pré-estabelecidas de antibióticos ou quimioterápicos, correlacionados com níveis séricos atingidos após doses usuais em pacientes.

Esse teste é indicado para qualquer micro-organismo estreitamente relacionado ao processo infeccioso que justifique terapêutica antimicrobiana, cuja sensibilidade a drogas normalmente empregadas na terapia não seja previsível. Esses micro-organismos podem demonstrar resistência aos agentes antimicrobianos normalmente usados, é o caso das enterobactérias, *S. aureus,* bacilos Gram-negativos não fermentadores, etc. Estas bactérias sofrem forte pressão seletiva, já que pela ação das drogas há o extermínio das bactérias sensíveis e crescimento das bactérias resistentes, que estavam misturadas na população bacteriana. Os mecanismos de resistência incluem a produção de enzimas que inativam a droga, a alteração dos alvos de ação da droga e alteração da permeabilidade da membrana externa ou efluxo da droga.

Entretanto existem micro-organismos que ainda possuem sensibilidade previsível a agentes antimicrobianos, e a terapia empírica é amplamente reconhecida como, por exemplo, *Streptococcus pyogenes* frente a penicilinas. O antibiograma não está indicado para bactérias que normalmente habitam determinados locais anatômicos (microbiota normal), como por exemplo, *Escherichia coli* isolada de fezes. No entanto, quando esses micro-organismos são isolados de sítios estéreis, é indicada a realização do antibiograma.

A prova de sensibilidade a agentes antimicrobianos é útil, não apenas para orientar o tratamento clínico, mas também para investigação epidemiológica, testes de novos antibióticos e identificação preliminar de certas bactérias.

MÉTODOS

Para a execução das técnicas de determinação de sensibilidade de micro-organismos a agentes antimicrobianos têm-se, em linhas gerais, os métodos seguintes: método de diluição/microdiluição (em tubos ou em placas de ágar) e de difusão com discos/fitas impregnadas com as drogas.

A escolha do método depende de diversos fatores, sendo a rapidez e a simplicidade os atributos mais procurados em laboratórios de microbiologia.

Vários comitês internacionais de padronização estão disponíveis como referências entre eles CLSI – Clinical and Laboratory Standards Institute (USA), Société Française de Microbiologie Methodologie (França), Bristish Society for Antimicrobial Chemoterapy Methodology (Inglaterra), Deutsches Institut fur Normung Methodology (Alemanha), EUCAST – European Commitee on Antibiotic Susceptibility Testing (Europa). No Brasil a maioria dos laboratórios adota a CLSI.

Método de diluição

No método de diluição, concentrações variadas do antibiótico, obtidas pela diluição em caldo ou ágar, são inoculadas com o micro-organismo. Esse método é utilizado para medir quantitativamente a atividade *in vitro* de um agente antimicrobiano contra um determinado micro-organismo. A técnica pode ser realizada por macrodiluição e microdiluição em caldo, podendo a microdiluição ser automatizada. Para realizar o teste de diluição em caldo ou ágar, preparam-se vários tubos de ensaio ou placas (podendo ser microplacas) com meio caldo ou ágar, aos quais são acrescentadas diversas concentrações dos agentes antimicrobianos. Posteriormente, os tubos ou as placas são inoculados com uma suspensão padrão do micro-organismo a ser testado. Após incubação em temperatura, tensão de O_2 e tempo adequado a cada tipo de micro-organismo, examinam-se os testes e determina-se a concentração inibitória mínima (CIM), que é a menor concentração do agente antimicrobiano que evita o crescimento do micro-organismo. O resultado final é influenciado pela metodologia, que deve ser cuidadosamente controlada para se obter resultados confiáveis. Os testes automatizados são métodos comercias e podem ser extremamente úteis, pois possibilitam a diminuição do tempo do exame, no entanto, a diminuição do tempo de leitura dos testes pode interferir com a detecção adequada de tipos específicos de resistência, podendo comprometer o resultado (veja figuras no capítulo 17).

Método de difusão

No método de difusão, discos ou fitas impregnadas com o agente antimicrobiano são colocados na superfície de meio de cultura com ágar em placa uniformemente semeado com o micro-organismo. Forma-se, então, um gradiente de concentração pela difusão do agente antimicrobiano a partir do disco/fita para o ágar, com consequente inibição do crescimento de um micro-organismo sensível. A base para o julgamento de sensibilidade é o tamanho real do halo de inibição (zona sem crescimento em volta do disco/fita de antibiótico).

O método de difusão com disco é um teste qualitativo informando se um micro-organismo é sensível ou resistente a um determinado antimicrobiano.

Devido à simplicidade, baixo custo e por poderem ser realizados rapidamente, os métodos de difusão com disco têm preferência sobre os de diluição para os testes de rotina; mas é indispensável que sejam rigorosamente padronizados.

O método de difusão com fita é um teste comercial que associa o método de diluição com o de difusão, no qual se utilizam fitas impregnadas com diferentes diluições do agente antimicrobiano, as quais são colocadas na superfície de meio de cultura com ágar em placa uniformemente semeado com o micro-organismo, estabelecendo-se um gradiende de difusão da fita para o ágar, verificando-se a CIM após incubação do micro-organismo.

Técnica de antibiograma para bactérias

Este experimento é baseado na técnica padronizada pela CLSI, norma aprovada M2-A8 para a realização de teste de sensibilidade a antimicrobianos por disco-difusão.

- Preparação do meio de cultura

O ágar Müeller-Hinton (MH) é considerado o melhor para testes rotineiros de sensibilidade contra bactérias não fastidiosas, pois demonstra reprodutibilidade aceitável entre os diferentes lotes nos testes de sensibilidade, contém baixo teor de inibidores de sulfonamida, trimetoprim e tetraciclina e permite crescimento satisfatório dos patógenos não fastidiosas.

Composição do meio:

infusão de carne bovina 300g
peptona de caseína ácida 17,5g
amido 1,5g
ágar 17,0g
água destilada ....1.000 mL

Para preparação deste meio utiliza-se uma base desidratada disponível comercialmente, devendo-se seguir as instruções do fabricante, após esterilização deixar resfriar entre 45 e 50°C, despejar em placas de petri, de vidro ou plástico, numa superfície horizontal e nivelada, para garantir uma profundidade uniforme de aproximadamente 4 mm. O ágar deve ter pH entre 7,2 e 7,4 a temperatura ambiente após solidificação.

O meio não pode apresentar excesso de umidade na superfície ou gotículas de água na tampa da placa de petri, na ocorrência de um destes fatos, as placas devem ser colocadas em uma incubadora a 35°C ou capela de fluxo laminar a temperatura ambiente, com as tampas entreabertas, até que o excesso de umidade superficial evapore (cerca de 10 a 30 minutos). O meio deve esfriar a temperatura ambiente e ser armazenado em geladeira (2 a 8°C), exceto quando a placa for usada no mesmo dia.

- Preparação do inóculo

O teste de sensibilidade deve ser realizado com uma cultura pura de bactérias devendo-se fazer identificação antes de realizar o teste.

Transferir com uma alça três a cinco colônias bem isoladas do mesmo tipo morfológico do micro-organismo a ser testado, a partir da placa da cultura, para um tubo contendo 4 a 5 mL de um meio líquido adequado, como caldo de soja trípticase.

Incubar o tubo inoculado a 35°C por cerca de duas a seis horas, resultando numa suspensão contendo aproximadamente 1 a 2 x 10^8 UFC/mL de *E. coli* ATCC® 25922. Ajustar a turbidez da cultura em crescimento com solução salina estéril ou caldo. Para isso utilizar um espectrofotômetro ou, observar a olho nú, comparando o inóculo do tubo ao da solução padrão de McFarland a 0,5 [preparada com 0,5 mL de $BaCl_2$ 0.048 mol/L (1,175% w/v $BaCl_2$ • $2H_2O$) e 99,5 mL de H_2SO_4 0,18 mol/L (1% v/v)] utilizando um cartão de fundo branco com linhas contrastantes pretas ao fundo.

Observação: como alternativa conveniente para o método de crescimento, pode-se preparar o inóculo fazendo uma suspensão direta, em caldo ou solução salina, de colônias isoladas selecionadas numa placa de ágar de 18-24 horas (deve-se usar um meio não seletivo), o ajuste da turbidez deve ser realizado como descrito anteriormente.

- Seleção de discos de agentes antimicrobianos

Utilizar agentes antimicrobianos para cada grupo de micro-organismos, os quais incluem agentes de eficácia comprovada, com desempenho aceitável em testes *in vitro*, conforme recomendação da CLSI. Na seleção dos agentes para grupos específicos de testes, deve-se considerar a eficácia clínica, a prevalência de resistência, a minimização do surgimento de resistência, custo, indicações da FDA (Food and Drug Administration) e as atuais recomendações consensuais para drogas de primeira escolha e drogas alternativas.

Os discos devem ser armazenados sob refrigeração em recipientes a temperatura de 8°C ou menos, ou congelar a -14°C ou menos. Os pacotes fechados de discos contendo drogas da classe de ß-lactâmicos devem ser armazenados congelados, com exceção de um pequeno número de discos reservados para o trabalho cotidiano, que pode ser refrigerado durante, no máximo, uma semana.

- Inoculação das placas

Saturar um *swab* de algodão estéril com a suspensão bacteriana de *E. coli*. e, até 15 minutos após, ajustar a turbidez da suspensão de inóculo. Remover o excesso do inóculo do *swab* girando-o contra a parede do tubo, acima do nível do líquido.

Semear a suspensão bacteriana uniformemente sobre a superfície seca e estéril do meio de ágar com o *swab* de algodão. Repetir o procedimento esfregando outras duas vezes, girando a placa aproximadamente a 60°, a fim de obter a distribuição uniforme do inóculo. Como passo final, passa-se um *swab* na margem da placa de ágar (Figura 11.1).

Repetir o experimento com uma suspensão bacteriana de *S. aureus*.

Permitir que as placas inoculadas sequem por três a cinco minutos com as tampas entreabertas.

- Aplicação dos discos

Colocar com uma pinça estéril e resfriada, cinco discos de antibiótico/quimioterápico sobre a superfície de ágar inoculada, pressionar levemente cada disco, para assegurar um contato completo. Espaçar os discos, de modo que a distância de centro para centro não exceda 24mm, para evitar a superposição dos halos de inibição.

Observação: o disco não deve ser reaplicado após ter entrado em contato com a superfície de ágar, pois algumas drogas se difundem quase instantaneamente.

- Incubação

Incubar a placa invertida em aerobiose à 35°C, até 15 minutos após a aplicação dos discos, em período de 16 a 18 horas.

Observação: se oxacilina estiver sendo testada contra *Staphylococcus* sp., ou vancomicina contra *Enterococcus* sp., serão necessárias 24 horas de incubação antes de se poder considerar o micro-organismo sensível.

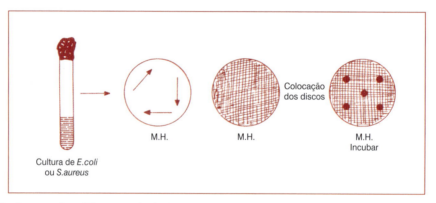

Figura 11.1 – *Esquema de antibiograma pela técnica de difusão.*

Fatores que influenciam o halo de inibição

- *Composição dos meios de cultura:* a presença de algumas substâncias nos meios pode influenciar o tamanho do halo de inibição. Por exemplo, se houver ácido para aminobenzóico no meio da cultura, o seu efeito antagônico, inibindo a ação da sulfa, ocasionará uma diminuição no halo de inibição ao redor do disco de sulfa. Por esta razão, não deve ser mudado o meio padronizado pela CLSI, que é meio enriquecedor Müeller-Hinton.

- *Enzimas bacterianas:* o tamanho do halo de inibição à volta de certos discos de cefalosporinas e penicilinas podem ser determinado pela quantidade e grau de aparecimento da beta-lactamase; isto é, quanto maior for a atividade da enzima, menor será o halo de inibição. Sob algumas condições de testes, o índice de produção da enzima pode ser tão baixo, e a quantidade produzida tão pequena, que se forma o halo de inibição. A presença do halo, contudo, não indica necessariamente que o micro-organismo seja sensível à terapêutica sob as condições de infecção.

■ *Densidade do inóculo:* o tamanho do inóculo é de suma importância e necessita ser igual em todos os testes. Geralmente, um aumento de 10 vezes no número de bactérias inoculadas tem efeitos pronunciados nos diâmetros dos halos de inibição. Em geral, quanto maior o inóculo bacteriano, mais baixa é a sensibilidade aparente do micro-organismo. A probabilidade de emergência de um mutante resistente é muito maior nas grandes populações.

■ *Concentração de antibiótico no disco:* a padronização de testes de sensibilidade do disco inclui a seleção de concentração padrão do disco para cada agente antimicrobiano. A concentração do agente antimicrobiano selecionado para um disco deve ser o padronizado pela CLSI, a qual produz halos de inibição de tamanho moderado com as amostras bacterianas isoladas sensíveis e halos pequenos ou ausência de halos com as amostras bacterianas isoladas resistentes.

■ *Difusibilidade do antibiótico:* alguns antibióticos, tais como a vancomicina, não se difundem rapidamente a partir do disco para meio de ágar. Por esta razão, os diâmetros dos halos com esses antibióticos serão extremamente pequenos, embora os micro-organismos testados sejam sensíveis. Assim, o tamanho do halo sozinho não é uma medida quantitativa da atividade do antibiótico; assim, é errôneo pensar que quanto maior o halo, mais potente seja o antibiótico. Por esta razão, comparações diretas dos diâmetros dos halos produzidos por antibióticos não relacionados são falsas e não devem ser realizadas.

■ *Estabilidade e ação dos antibióticos e quimioterápicos:* na maioria dos casos, o diâmetro do halo de inibição para um micro-organismo sensível é dependente da constante de difusão do antibiótico; e, uma vez ocorrida a inibição das bactérias, o diâmetro não muda significativamente durante a incubação. Contudo, outros fatores podem estar em jogo, no caso de alguns antibióticos mudarem drasticamente o aspecto do halo. Por exemplo, os micro-organismos proliferam por muitas gerações antes de serem inibidos pelas sulfas e esse leve crescimento é responsável pela opacidade existente no halo de inibição que circunda os discos de sulfa.

Colônias no halo de inibição podem ser devidas a micro-organismos resistentes, mas nem sempre é essa a causa. Elas podem ocorrer desde que o antibiótico não seja estável durante a incubação. A cefalotina e a ampicilina, por exemplo, são sujeitas à hidrólise durante a incubação a 35°C e, se a concentração do antibiótico diminuir consideravelmente durante a fase inicial do período de incubação, alguns micro-organismos podem sobreviver e desenvolver-se formando colônias.

- *Período de incubação das placas:* em muitos casos, os micro-organismos não são mortos, mas apenas inibidos por uma exposição curta aos antimicrobianos. Quanto maior o período de incubação, maior é a chance para o aparecimento de mutantes resistentes ou de micro-organismos que não morreram começarem a se multiplicar, à medida que a droga deteriora.

Controle de qualidade

Realizar controle de qualidade semanalmente e sempre que um reagente seja mudado, utilizando-se micro-organismos referência, indicados pela CLSI. Pode-se utilizar *S. aureus* ATCC 25923 e *E. coli* ATCC 25922.

O controle deve ser realizado para obter-se precisão no teste de sensibilidade, verificando-se desse modo, o desempenho dos reagentes utilizados no teste e, das pessoas que o realizam e fazem a leitura dos resultados.

Limitações do método

O método de interpretação descrito aqui se refere à patógenos de crescimento rápido que incluem *Staphylococcus* sp., *Enterococcus* sp., família Enterobacteriaceae, *Pseudomonas aeruginosa, Acinetobacter* sp. e *Vibrio cholerae* e não deve ser aplicado a micro-organismos de crescimento lento, para os quais os critérios dos diâmetros dos halos não são apropriados.

Técnica de antibiograma para fungos

Este procedimento é baseado na técnica padronizada pela CLSI, norma aprovada CLSI M27- A2 (2002) para a realização de teste de sensibilidade a antimicrobianos por microdiluição em caldo.

- Preparação dos meios de cultura

Preparar o meio RPMI 1640 (Sigma) com L-glutamina, sem bicarbonato de sódio e tampão com 0,165 mol/L 3-morpholinopropanesulfonic acid (MOPS). Ajustar o pH da solução a 7,0 com NaOH 1N e esterilizar por filtragem a vácuo, em filtro com 0,45 µm, uma vez que não pode ser esterilizado em autoclave, devido a degradação de seus componentes. O meio pronto pode ser mantido sob refrigeração por no máximo 15 dias.

- Preparação do inóculo

Realizar repiques de *Candida* sp em ágar Saboraud-dextrose ou ágar batata-dextrose para obter culturas de 24hs e garantir a pureza e a viabilidade das cepas. A temperatura de incubação deve ser 35°C. Preparar o inóculo escolhendo-se 5 colônias com cerca de 1mm de diâmetro e suspender em 5 mL de solução fisiológica estéril 0,85%. Agitar a suspensão padrão resultante em vortex durante 15 segundos e ajustar a densidade celular em espectrofotômetro, acrescentando-se solução salina suficiente para obter a transmitância equivalente a uma solução padrão da escala de McFarland 0,5 em comprimento de onda de 530nm, obtendo-se suspensão-padrão de levedura de 1 a 5 x 10^6 células/mL. Agitar a suspensão-padrão em vortex durante 15 segundos, diluir 1:50 e depois 1:20 com meio líquido RPMI 1640, para se obter o inóculo 2x concentrado usado no teste, concentração de 1,0 x 10^3 a 5,0 x 10^3 UFC/mL. O inóculo será diluído a 1:1 quando os poços forem inoculados, chegando-se a concentração final de 0,5 x 10^3 a 2,5 x 10^3 UFC/mL.

- Seleção dos agentes antifúngicos

Os padrões ou substâncias de referência dos antifúngicos podem ser obtidos comercialmente ou diretamente do fabricante. Não devem ser utilizadas soluções padrão da farmácia ou outras formulações para uso clínico. As substâncias aceitáveis têm o nome genérico da droga no rótulo, bem como sua potência determinada em ensaios em geral, expressa em microgramas (ug) ou Unidades Internacionais por mg de pó e data de vencimento. As substâncias devem ser armazenadas de acordo com as instruções do fabricante, ou a −20°C ou menos em dessecador. Quando retirado do congelador, deve permanecer à temperatura ambiente antes de ser aberto, para evitar a condensação da água.

- Preparação das soluções-padrão (estoque)

Dissolver 1.600 ug de anfotericina B, cetoconazol, itraconazol, e novos triazólicos; 6.400 ug de flucitosina e fluconazol em 1,0 mL do solvente (dimetilsulfóxido ou água).

Os intervalos de concentração final dos antifúngicos serão de 0,0313 a 16 ug/mL para anfotericina B, cetoconazol, itraconazol e novos triazólicos e, 0,125 a 64ug/mL para flucitosina e fluconazol.

- Preparação e inoculação das placas de microdiluição

O teste de microdiluição é realizado em placas de microdiluição estéreis e descartáveis, com 96 poços em formato de U. Colocar nos poços das fileiras de 1 a 10 das placas de microdiluição, 100 uL das concentrações 2X do agente antifúngico. A fileira 1 deverá conter a maior concentração do antifúngico (64 ou 16 ug/mL) e a fileira 10 a menor concentração do antifúngico (0,12 ou 0,03 ug/mL). Essas placas podem ser cobertas com filme plástico, colocadas em sacos plásticos e armazenadas congeladas à temperatura de −70ºC, por até 6 meses, sem deterioração do antifúngico. Inocular cada poço da placa de microdiluição com 100uL do inóculo 2X concentrado para que ocorra a diluição do inóculo e do antifúngico. Os 2 últimos poços são preparados como controles positivos e negativos. Na fileira 11, controle negativo (esterilidade) colocar apenas o meio de cultura isento de antifúngico. Na fileira 12, controle positivo (crescimento), colocar 100ul do meio estéril e 100uL do inóculo 2X concentrado.

- Incubação

Incubar as placas de microdiluição a 35ºC, sendo realizadas leituras visuais após 24 e 48hs. O crescimento fúngico em cada poço é comparado com o do controle positivo, a agitação das placas pode simplificar a leitura dos pontos finais.

●: Controle de crescimento das leveduras (controle positivo) – 100ul do meio estéril e 100μL do inóculo 2X concentrado
●: Controle de esterilidade do meio de cultura (controle negativo) – 200μL do meio

●: Diluições em duplicata de Anfotericina B
●: Diluições em duplicata de Fluconazol
●: Diluições em duplicata de Cetoconazol
●: Diluições em duplicata de Itraconazol

} 100 uL das concentrações 2X do agente antifúngico + 100μL do inóculo 2X concentrado.

Controle de qualidade

Realizar controle de qualidade semanalmente e sempre que um reagente seja mudado, utilizando-se micro-organismos referência. Utilizar micro-organismos referência indicados pela CLSI da *American Type Culture Collection* (ATCC), como *Candida parapsilosis* ATCC® 22019 e *Candida krusei* ATCC® 6258 ou de fontes comerciais com história documentada da cultura, ou de instituições de referência com capacidade comprovada de armazenar e usar os organismos de maneira compatível com risco mínimo de contaminação.

O controle deve ser realizado para obter-se precisão nos testes de sensibilidade, verificando-se desse modo, o desempenho dos reagentes utilizados nos testes e das pessoas que realizam os testes e fazem a leitura dos resultados.

Para monitorar o desempenho geral dos procedimentos nos testes, recomenda-se incluir cepas de referência apropriadas, todo dia que o teste for realizado.

Quando forem utilizadas novas placas de microdiluição ou reagentes novos deve-se:

a) testar cada novo lote de placas de microdiluição, usando uma das cepas-controle de qualidade, para determinar se os valores de CIM estão dentro do intervalo esperado; caso contrário deve-se rejeitar o lote;

b) pelo menos uma microplaca de cada lote deve ser incubada, sem inocular, durante o mesmo período necessário para realizar o teste, de maneira a verificar a esterilidade do meio;

c) os lotes novos do meio RPMI-1640 devem ser testados para verificar se seu desempenho é aceitável, antes de usá-los nos testes.

Limitações do método

O método de interpretação descrito aqui se refere a leveduras, podendo ser realizado para diferentes espécies de *Candida* sp e *Cryptococcus neoformans*.

RESULTADOS E INTERPRETAÇÕES

Resultados do antibiograma para bactérias

Após a incubação, verificar se existe um tapete confluente de crescimento, se apenas colônias individuais estiverem presentes, o inóculo estava muito diluído e o teste deve ser repetido.

A leitura das placas deverá ser feita medindo-se com uma régua ou paquímetro e anotando-se o diâmetro de cada halo (incluindo o diâmetro do disco) na parte de trás da placa de petri invertida, fazendo-se o julgamento a olho nu.

Observações:

a) Coloca-se a placa na contraluz para verificar se há crescimento discreto de colônias resistentes à meticilina ou à vancomicina, nos halos de inibição de oxacilina e vancomicina, respectivamente. Qualquer crescimento discernível dentro do halo de inibição é indicativo de resistência à meticilina ou à vancomicina.

b) No caso de outros agentes antimicrobianos o crescimento discreto de colônias dentro de um halo de inibição evidente, o teste deverá ser repetido com uma cultura ou subcultura pura de uma única colônia, isolada da placa de cultura primária.

c) Com o trimetoprim e as sulfonamidas, os antagonistas no meio podem permitir um crescimento discreto; portanto, não considere qualquer crescimento discreto, devendo medir a margem mais aparente para determinar o diâmetro do halo de inibição.

Bactéria utilizada: *Echerichia coli*

Antimicrobiano	Diâmetro do halo (mm)	Interpretação
Norfloxacin		
Gentamicina		
Cefalotina		
Sulfametoxazol		
Tetraciclina		

Bactéria utilizada: *Staphylococcus aureus*

Antimicrobiano	Diâmetro do halo (mm)	Interpretação
Oxacilina		
Gentamicina		
Ciproflorxacina		
Clindamicina		
Vancomicina		

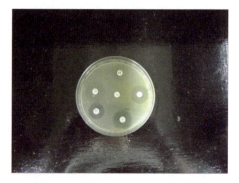

Figura 11.2 – *Resultado de antibiograma de bactérias realizado pelo método de difusão.*

Interpretações

Interpretar o diâmetro do halo de inibição de acordo com os dados de Tabelas padronizadas pela CLSI, para classificar com precisão os níveis de sensibilidade dos organismos a diversos agentes antimicrobianos. Para a maioria dos agentes, essas categorias foram desenvolvidas comparando, inicialmente, os diâmetros dos halos às CIMs de um grande número de isolados, incluindo aqueles com mecanismos de resistência conhecidos e relevantes para a classe específica de droga antimicrobiana. Posteriormente, estas CIMs e os diâmetros dos halos correlacionados foram analisados em relação à farmacocinética da droga em regimes terapêuticos normais. Sempre que possível, os critérios interpretativos determinados *in vitro* foram analisados em relação a estudos de eficácia clínica no tratamento de patógenos. Segue, abaixo a interpretação.

- *Sensível:* a infecção devido ao microrganismo isolado pode ser tratada com a dose recomendada do agente antimicrobiano.

- *Sensibilidade intermediária:* a infecção devido ao microrganismo isolado pode ser tratada com a dosagem usual da droga em sítios corpóreos em que essa é fisiologicamente concentrada ou quando alta dosagem da droga pode ser administrada com segurança. O micro-organismo encontra-se em faixa de sensibilidade em que a CIM se aproxima ou excede o nível que o agente antimicrobiano atinge.

- *Resistente:* o micro-organismo não será inibido pela concentração normalmente alcançada pelo agente antimicrobiano com doses normais padronizadas e, a eficácia clínica não tem sido comprovada em estudos.

Resultados do antibiograma para fungos

O resultado é determinado pela concentração inibitória mínima (CIM), que é definida como menor concentração do antifúngico que não permite o crescimento visível do micro-organismo.

Os poços de microdiluição recebem uma pontuação (escore) relacionado ao crescimento sendo designado um valor numérico, usando a seguinte escala: 0 = opticamente claro; 1 = crescimento indefinido; 2 = redução proeminente de crescimento; 3 = ligeira redução do crescimento; e 4 = nenhuma redução do crescimento. O valor de CIM de anfotericina B é definido como a menor concentração em que se observa o escore 0 (opticamente claro) e o da 5-fluorocitisina e de azóis, que apresentam o fenômeno "trailling" (crescimento residual), é definido como a menor concentração em que se observa o escore 2, que corresponde à, aproximadamente, 50% da inibição do crescimento, determinado em espectrofotômetro ou transferindo-se 80µL do controle positivo para o controle negativo, obtendo-se assim uma diluição na razão de 1:1 do controle positivo, que representa inibição de 50% do crescimento, devendo todos os poços em que houve crescimento fúngico serem homogeneizados, com o auxílio de micropipeta, sendo a CIM comparável com a turvação desse novo controle.

Levedura utilizada: *Candida albicans*

Antimicrobiano	CIM	Interpretação
Anfotericina B		
Fluconazol		
Cetoconazol		
Itraconazol		

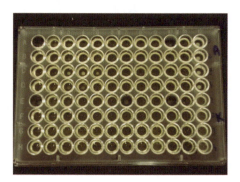

Figura 11.3 – Placa de microdiluição.

Interpretações

No quadro a seguir estão descritas as diretrizes de Interpretação dos Testes de Sensibilidade *in vitro* de espécies de *Candida* sp.

Agente antifúngico	Suscetível (S)	Sensibilidade dose-dependente (S-DD)‡	Intermediária (I)§	Resistente (R)
Fluconazol*	≤ 8	16-32	-	≥ 64
Itraconazol†	≤ 0.125	0.25-0.5	-	≥ 1
Flucitosina	≤ 4	-	8-16	≥ 32

O quadro apresenta os pontos de corte (µg/mL) contra os agentes indicados para as espécies de *Candida* sp. Quando as CIMs são mensuradas usando uma escala que produz resultados entre uma e outra categoria, a sensibilidade do isolado será classificada na categoria imediatamente superior. Assim, um isolado com uma CIM de fluconazol de 12,5µg/mL seria colocado na categoria S-DD.

Observações:

a) Para fluconazol, estas diretrizes baseiam-se, substancialmente, em experiência com infecções de mucosa, mas são consistentes com as informações limitadas existentes sobre infecções invasivas por *Candida* sp. Acredita-se que os isolados de *C. krusei* são intrinsecamente resistentes ao fluconazol, e que suas CIMs não devem ser interpretadas usando esta escala. Também é pertinente que o limite superior de 8µg/mL para a faixa suscetível a fluconazol não é conhecido, com certeza, os dados permitiriam a seleção de 4 ou 8µg/mL para esse ponto de corte.

b) Para itraconazol, os dados baseiam-se, totalmente, em experiência com infecções de mucosa, e não há dados disponíveis que suportem os pontos de corte para as infecções invasivas por *Candida* sp.

c) A sensibilidade depende de se atingir o nível sanguíneo máximo possível. Para fluconazol, podem ser necessárias doses de 400mg/dia, ou mais, para adultos com função renal e características físicas normais. Para itraconazol, podem ser necessárias medidas para garantir a absorção adequada da droga, podendo ser necessário alcançar concentrações plasmáticas de itraconazol de > 0,5µg/mL para se obter uma resposta ótima.

d) Não há certeza quanto à sensibilidade destes isolados, sendo que os dados disponíveis não permitem sua classificação seja como "sensível" ou seja como "resistente".

REVISÃO DO CAPÍTULO

Questões a serem exploradas

1. Como deve ser realizada a seleção de antibióticos para um antibiograma para bactérias?

2. Descrever as limitações do antibiograma para fungos.

3. Pesquise sobre resistência dos fungos aos antimicrobianos.

4. Cite os processos pelos quais as bactérias se tornam resistentes aos antimicrobianos.

5. Como se verifica a presença de bactérias resistentes no método de difusão de antibiograma de bactérias. Qual é o procedimento para uma leitura correta dos resultados?

12

Estrutura e morfologia microscópica de fungos

OBJETIVOS

1. Visualizar estruturas vegetativas de fungos filamentosos.
2. Observar estruturas de reprodução dos fungos filamentosos.
3. Visualizar a forma das leveduras.
4. Analisar os esporos formados por multiplicação vegetativa das leveduras e fungos filamentosos.
5. Identificar cápsulas das leveduras.
6. Conhecer colorações utilizadas para exame microscópico de fungos.

INTRODUÇÃO

Os fungos possuem dois tipos morfológicos: as *leveduras,* que são unicelulares e os *bolores* ou *fungos filamentosos,* que são considerados multicelulares.

Os fungos filamentosos são constituídos de hifas e, essa organização pseudocelular, tem finalidade de impedir os efeitos deletérios de trauma e permitir diferenciação de estruturas.

Pode-se observar 2 tipos de *hifas*: uma é septada, apresentando parede transversal (septos) e a outra é continua, não septada, também chamada de cenocítica. No entanto, as hifas são funcionalmente unicelulares, havendo amplas evidências de migração nuclear e das demais organelas. Assim, mesmo que as hifas apresentem compartimentos delimitados por septos e, diversos autores as denominem multicelulares, a passagem de organelas de um compartimento ao outro impede que cada compartimento hifal seja conceitualmente igual a uma célula.

O conjunto de hifas é denominado *micélio* e quanto à função classifica-se em *vegetativo* e *reprodutor.*

Para se observar a morfologia microscópica dos bolores, deve-se analisar os micélios vegetativo e reprodutor.

No micélio vegetativo, deve-se analisar a hifa, verificando-se o seu diâmetro, a presença ou ausência de septos e pigmento. Deve-se também observar a existência de estruturas diferenciadas na hifa como, por exemplo: rizoides (estruturas semelhantes à raiz), gavinhas (hifas enroladas), esporos (propágulos) formados por reprodução assexuada (clamidoconídio e artroconídio).

No micélio reprodutor, deve-se analisar se os esporos ou propágulos tem origem assexuada ou sexuada, se são internos (esporangiósporos e ascósporos) ou externos (conídios e basidiósporos), como também analisar a forma, tamanho e cor desses esporos. Deve-se ainda analisar as hifas ou estruturas especializadas que originam esses propágulos, como os conidióforos que produzem conídios, os esporangióforos, que produzem os esporangiósporos, os ascos, os quais podem ser produzidos em ascostroma ou corpos de frutificação e produzem os ascósporos, os basídios que produzem os basidiósporos.

Com relação às leveduras, deve-se observar as características da célula vegetativa, verificando a forma, o tamanho (2-5 a 15-60 um), presença ou ausência de cápsula e pseudo-hifas. E também, as estruturas de reprodução assexuada, como brotamento (blastoconídio), clamidoconídio e artroconídio e, reprodução sexuada, como ascósporos formados em ascos simples e basidiósporos formados em basídios simples.

MÉTODOS

Observar a morfologia microscópica de fungos filamentosos e leveduras coradas com lactofenol azul-algodão, tintura-da-china (cápsula), ou sem coloração (prova de filamentação).

As lâminas preparadas são realizadas com esfregaços fixados (coloração de Gram), montagem úmida, semelhante a um exame a fresco ou com cultivo em lâmina.

RESULTADOS E INTERPRETAÇÕES

Resultados

Esquematizar a estrutura e morfologia dos fungos.

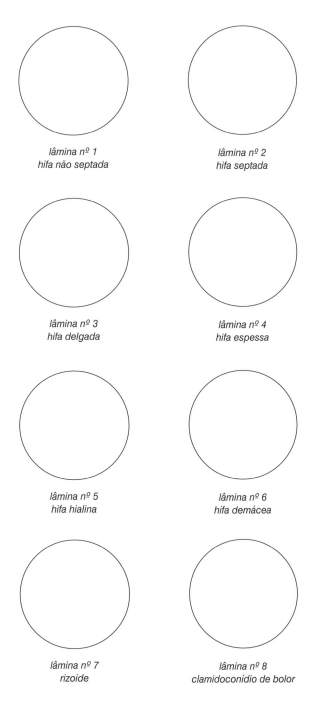

lâmina nº 1
hifa não septada

lâmina nº 2
hifa septada

lâmina nº 3
hifa delgada

lâmina nº 4
hifa espessa

lâmina nº 5
hifa hialina

lâmina nº 6
hifa demácea

lâmina nº 7
rizoide

lâmina nº 8
clamidoconídio de bolor

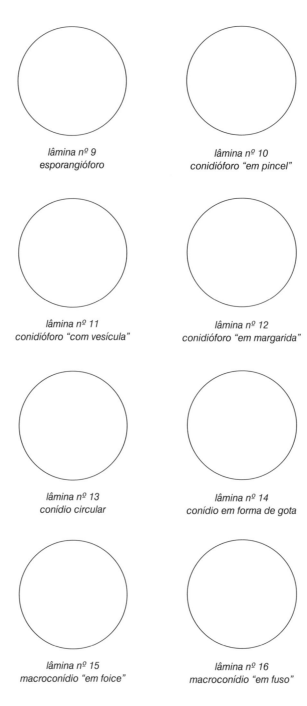

lâmina nº 9
esporangióforo

lâmina nº 10
conidióforo "em pincel"

lâmina nº 11
conidióforo "com vesícula"

lâmina nº 12
conidióforo "em margarida"

lâmina nº 13
conídio circular

lâmina nº 14
conídio em forma de gota

lâmina nº 15
macroconídio "em foice"

lâmina nº 16
macroconídio "em fuso"

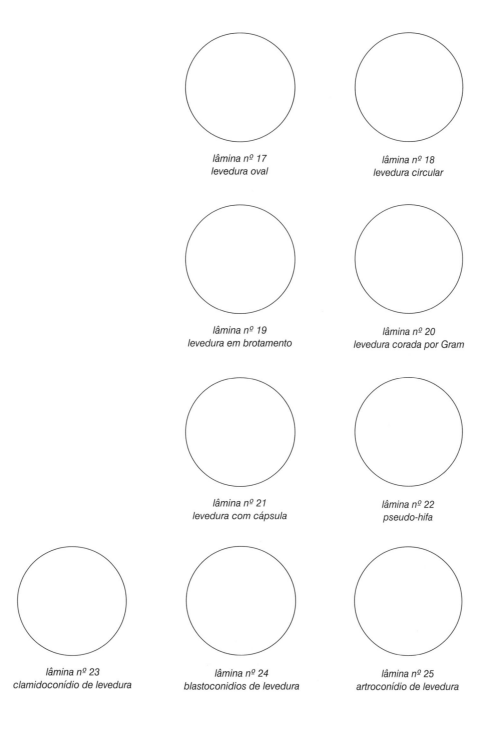

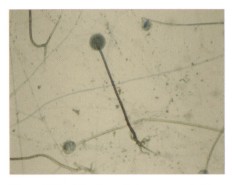

Figura 12.1 – *Hifa não septada espessa, rizoide e esporangióforo.*

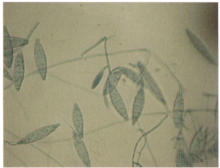

Figura 12.2 – *Hifa septada delgada e macroconídio.*

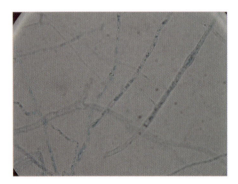

Figura 12.3 – *Hifa septada*

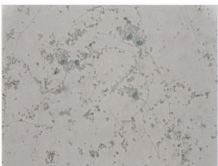

Figura 12.4 – *Conidióforo em pincel.*

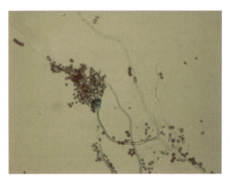

Figura 12.5 – *Conidióforo com vesícula e hifa septada.*

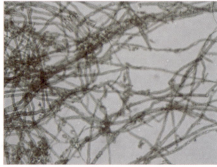

Figura 12.6 – *Hifa demácea.*

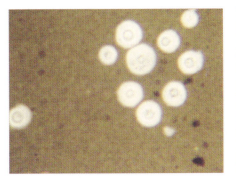

Figura 12.7 – *Levedura capsulada.*

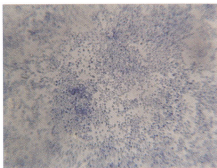

Figura 12.8 – *Levedura corada com lactofenol azul algodão.*

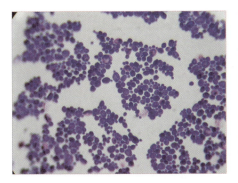

Figura 12.9 – *Levedura corada por Gram.*

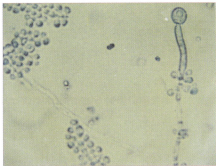

Figura 12.10 – *Pseudo-hifa, blastoconídio e clamidoconídio de levedura.*

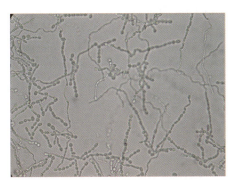

Figura 12.11 – *Artroconídio.*

Interpretações

A micromorfologia de um fungo é de fundamental importância para sua identificação, tanto a análise de suas estruturas vegetativas, como as de reprodução. Para a visualização das estruturas dos fungos filamentosos é utilizado o microscópio óptico comum e, a coloração mais usada é a com lactofenol azul algodão. Para observar as leveduras capsuladas utiliza-se a tintura da china que é uma coloração negativa, portanto, visualizou-se o *Cryptococus neoformans* circundado por um halo que representa a cápsula. As técnicas das colorações serão descritas em capítulo posterior.

As laminas que contém clamidoconídios, blastoconídios e pseudo-hifas foram preparadas a partir de microcultivo, o qual será descrito em capítulo posterior. As leveduras coradas pela coloração de Gram fixaram o cristal violeta ficando roxas e visualizou-se as células-filhas formadas por brotamento.

REVISÃO DO CAPÍTULO

Questões a serem exploradas

1. Idealize um instrumento pedagógico (maquete), se possível de material reutilizado, que evidencie a estrutura organizacional de um fungo e que diferencie a levedura do fungo filamentoso.

2. Estude a estrutura organizacional das bactérias e fungos. Faça uma comparação entre o tamanho e as características estruturais destes micro-organismos.

3. Faça uma prancheta identificando 2 fungos filamentosos relacionados a microbiologia ambiental, 2 leveduras com atuação benéfica em microbiologia alimentar e outras 2 que são agentes etiológicos de infecções em humanos.

13

Preparação para estudo microscópico de fungos

COLORAÇÃO COM LACTOFENOL AZUL-ALGODÃO

OBJETIVOS

1. Realizar a técnica da coloração com lactofenol azul-algodão.

2. Analisar a estrutura e a morfologia dos fungos filamentosos.

3. Visualizar a estrutura e a morfologia das leveduras.

INTRODUÇÃO

O método com lactofenol azul-algodão é usado para preparar exame microscópico de colônias de fungos. É uma técnica que permite visualizar o micélio vegetativo e reprodutor de um fungo filamentoso, bem como as características da célula vegetativa e reprodução de leveduras. As características dos fungos filamentosos visualizados serão descritos no experimento de microcultivo.

MÉTODOS

Realizar a coloração das culturas dos fungos *Aspergillus* sp, *Rhizopus* sp, *Cryptococus* sp e *Sacharomyces cerevisiae*.

A técnica de coloração de **lactofenol azul-algodão** é realizada na zona asséptica do bico de Bunsen seguindo os itens:

a) Colocar uma gota de lactofenol azul-algodão sobre a lâmina.

b) Retirar pequeno fragmento da cultura de fungo filamentoso com alça em "L", previamente esterilizada ou uma alíquota da cultura de levedura com alça em anel, previamente esterilizada.

c) Colocar o fragmento da cultura ou a alíquota de levedura sobre a gota de lactofenol.

d) Cobrir com lamínula e visualizar em microscópio óptico comum, em aumento de 100 a 400 vezes.

RESULTADOS E INTERPRETAÇÕES

Resultados

Visualizar e esquematizar os fungos existentes nas lâminas.

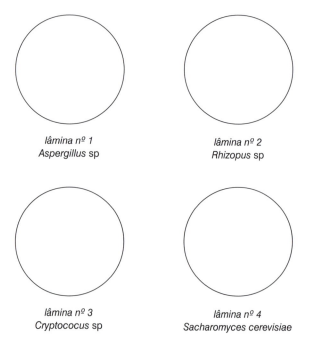

lâmina nº 1
Aspergillus sp

lâmina nº 2
Rhizopus sp

lâmina nº 3
Cryptococus sp

lâmina nº 4
Sacharomyces cerevisiae

Interpretações

Na coloração com lactofenol azul-algodão foi possível observar que existem dois tipos morfológicos de fungos: as leveduras e os fungos filamentosos.

As leveduras são unicelulares e podem ter diferentes formatos (oval, circular etc.) e a maioria se reproduz por brotamento. A levedura *Cryptococus* sp possui forma esférica e a *Sacharomyces cerevisiae* forma oval.

Os bolores são fungos filamentosos possuindo hifas septadas ou não septadas. Na sua reprodução assexuada, é possível visualizar no micélio vegetativo o clamidoconídio ou artroconídio e, no micélio reprodutor, os esporos endógenos em esporangióforos e esporos exógenos (conídios) em conidióforos.

A vantagem desta técnica é que sua preparação é fácil e rápida, porém há dificuldade para conservar a continuidade entre os esporos, esporóforos e hifas.

TÉCNICA DA FITA ADESIVA

OBJETIVOS

1. Realizar a técnica de fita adesiva.

2. Visualizar as microestruturas dos fungos filamentosos.

3. Diferenciar as estruturas de reprodução assexuada dos fungos filamentosos.

INTRODUÇÃO

A técnica da fita adesiva foi idealizada para facilitar a visualização do micélio aéreo dos fungos filamentosos e os esporos (propágulos) endógenos e exógenos (conídios) desses fungos. Apresenta como vantagem a técnica de fixação e a conservação da posição original dos esporos nas hifas. Contudo, tem valor limitado no estudo de colônias com superfície lisa (leveduras) e de alguns fungos filamentosos que produzem macroconídios (ex: *Histoplasma capsulatum*), nos quais se observa somente fragmentos de hifas.

MÉTODOS

A Técnica da Fita Adesiva é realizada na zona asséptica do bico de Bunsen seguindo os itens:

a) Preparar uma cultura de *Aspergillus* sp pela técnica da colônia gigante.

b) Colocar em uma lamina limpa uma gota de corante lactofenol azul de algodão.

c) Cortar um fragmento de 4 cm de uma fita adesiva transparente e prendê-la entre os dedos indicador e polegar, de modo que o lado adesivo fique para fora.

d) Pressionar o lado adesivo da fita sobre a superfície do cultivo de *Aspergillus* sp. Neste momento o micélio aéreo se adere à superfície adesiva da fita e separa-se da cultura.

e) Depositar a fita na superfície da gota do corante que foi colocada na lâmina (item b). Em seguida coloca-se uma lamínula sobre a fita adesiva.

f) Visualizar a lâmina ao microscópio óptico comum em aumento de 100 a 400 vezes.

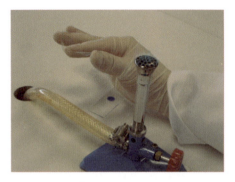

Figura 13.1 – *Lâmina com uma gota de corante lactofenol azul de algodão, fita adesiva transparente entre os dedos indicador e polegar.*

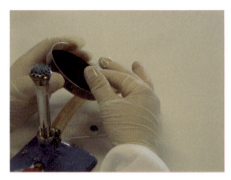

Figura 13.2 – *O lado adesivo da fita é pressionado sobre a superfície do cultivo de Aspergillus sp.*

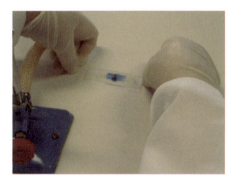

Figura 13.3 – *A fita é colocada na superfície da gota do corante.*

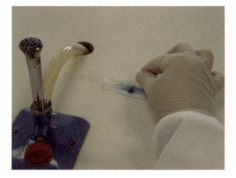

Figura 13.4 – *A lamínula é colocada sobre a fita adesiva.*

RESULTADOS E INTERPRETAÇÕES

Resultados

Visualizar e esquematizar as microestruturas do fungo filamentoso *Aspergillus* sp.

Observar nesta preparação que as hifas são septadas e, no micélio reprodutor encontram-se conidióforos com vesícula, fiálides e conídios esféricos.

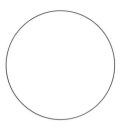
Aspergillus sp.

Interpretação

A realização da técnica da fita adesiva permite a visualização das microestruturas bem separadas e intactas, desse modo, foi possível o estudo detalhado da micromorfologia do *Aspergillus* sp. Essa técnica é útil na identificação de fungos filamentosos, pois é rápida e não ocorre destruição das estruturas dos fungos.

MICROCULTIVO

OBJETIVOS

1. Executar um cultivo em lâmina.
2. Realizar análise microscópica dos fungos filamentosos.

INTRODUÇÃO

O Método de microcultivo é usado para visualizar com mais detalhes a estrutura e morfologia microscópica do micélio vegetativo e reprodutor de fungos filamentosos.

MÉTODOS

Realizar o **Microcultivo** com os fungos *Aspergillus* sp, *Penicilium* sp, *Rhizopus* sp e *Fusarium* sp.

A técnica de **Microcultivo** é realizada na zona asséptica do bico de Bunsen seguindo os itens:

a) Preparar uma placa de microcultivo, a qual deve conter papel de filtro no fundo e sobre este um bastão de vidro em "U", junto com uma lâmina e lamínula. Posteriormente esterilizar em autoclave a 121ºC por 15'.

b) Cortar um quadrado de 5mm de ágar Saboraud e transportá-lo, com uma alça em anel, sobre a lâmina.

c) Retirar pequenas porções de colônia e semear em dois lados do quadrado de ágar Saboraud.

d) Cobrir esse cultivo com uma lamínula.

e) Umidecer o papel de filtro com água destilada estéril. A placa funcionará como uma câmara úmida.

f) Identificar a placa e deixá-la à temperatura ambiente, observar diariamente o desenvolvimento da cultura.

g) Quando o crescimento for suficiente, retirar a lamínula e observar a lâmina para que o quadrado não deslize. O quadrado fica aderido na lâmina ou lamínula; por isso deve ser retirado com uma pinça e colocado em um recipiente com desinfetante, ou em local que possa ser esterilizado.

h) As faces da lâmina ou lamínula que estavam em contato com o quadrado devem ser fixadas por álcool a 70%, secar ao ar livre.

i) Montar a lâmina e a lamínula separadamente em lactofenol azul-algodão ou outro corante.

j) Fechar com esmalte incolor e visualizar em microscópio óptico comum, em aumento de 100 a 400 vezes.

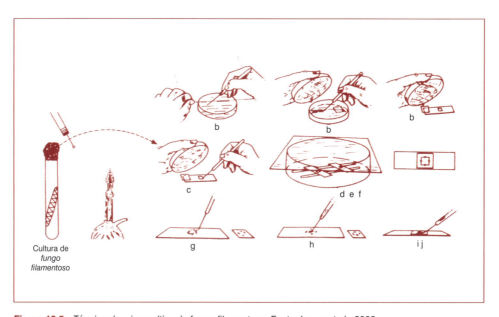

Figura 13.5 – *Técnica de microcultivo de fungo filamentoso.* Fonte: Lacaz et al., 2002.

A seguir, os itens *d, e* e *f* estão esquematizados mais detalhadamente.

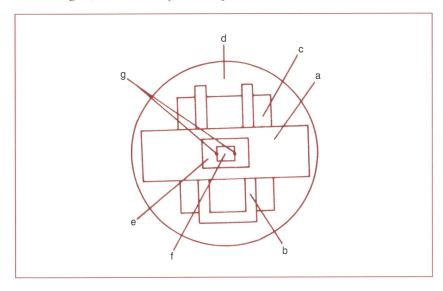

a) Lâmina para microscopia com meio de cultura após inoculação do fungo.

b) Bastão de vidro incurvado em forma de "U".

c) Papel de filtro embebido em água destilada estéril.

d) Placa de Petri.

e) Lamínula.

f) Meio de cultura.

g) Fungo filamentoso.

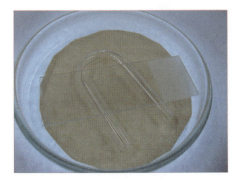

Figura 13.6 – *Placa de microcultivo.*

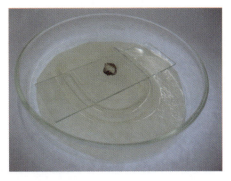

Figura 13.7 – *Placa de microcultivo inoculada com fungo – Aspergillus* sp.

RESULTADOS E INTERPRETAÇÕES

Resultados

Visualizar e esquematizar os fungos filamentosos presentes nas lâminas.

Observar nesta preparação o tipo de hifa, a presença de conidióforo ou esporangióforo, presença de esporos e suas principais características. Realizar as anotações no quadro abaixo:

Características dos fungos filamentosos	Aspergillus níger	Penicilium sp	Rhizopus sp	Fusarium sp
Hifa septada/ não septada				
Presença de conídios				
Conidióforo/ esporangióforo				
Presença de esporangiosporo				

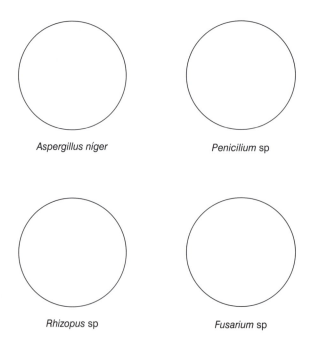

Aspergillus níger   Penicilium sp

Rhizopus sp   Fusarium sp

Interpretações

A cultura cresce na lâmina e lamínula, aparecendo as estruturas bem separadas e intactas quando se retira o quadrado de ágar, permitindo, assim, o estudo detalhado da micromorfologia dos bolores. A desvantagem desta técnica é ser mais demorada que a coloração com lactofenol azul-algodão e técnica de fita adesiva.

Observa-se que os fungos filamentosos apresentam estruturas diferenciadas, as principais características microscópicas são:

- *Aspergillus niger*: hifa septada, conidióforo com vesícula globosa, fialide e conídios globosos de cor marrom.

- *Penicilium* sp: hifa septada, conidióforo ramificado em métula, semelhante a um pincel, presença de fialide e conídio circular.

- *Rhizopus* sp: hifa não septada ou com poucos septos, presença de rizoides na hifa vegetativa, esporangióforo com esporângio de coloração escura. Os esporangiosporos de forma oval podem estar dentro do esporângio ou livres.

- *Fusarium* sp: hifa septada, presença de macroconídios septados, em forma de canoa e microconídios ovais isolados ou em cachos. O conidióforo pode ser ramificado.

COLORAÇÃO DE CÁPSULA

OBJETIVOS

1. Executar a coloração de cápsula.

2. Visualizar leveduras capsuladas.

3. Relacionar a técnica utilizada (coloração negativa) com a visualização da levedura capsulada.

INTRODUÇÃO

Algumas leveduras encontram-se envoltas por uma camada externa à parede celular denominada *cápsula.* São constituídas de polissacarídeos e são antígenos de superfície.

MÉTODOS

Realizar a **coloração de cápsula** da cultura da levedura *Criptococcus* sp, na zona asséptica do bico de Bunsen, seguindo os itens:

a) Colocar uma gota de tintura-da-china (1:1 em água destilada) sobre a lâmina;

b) Coletar a levedura com alça em anel;

c) Cobrir com lamínula e visualizar em microscópio óptico comum, em aumento de 100 a 400 vezes.

RESULTADOS E INTERPRETAÇÕES

Resultados

Visualizar e esquematizar as leveduras existentes na lâmina. A visualização é feita observando-se o fundo escuro da lâmina e um halo sem coloração ao redor da levedura.

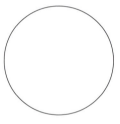

lâmina nº 1

Interpretações

A coloração utilizada para visualizar a cápsula é uma coloração negativa, pois essa estrutura é difícil de corar. A cápsula do *Cryptococus* sp é detectável com a técnica de contraste com tinta da china ou nanquin, a qual cora o fundo e o micro-organismo, exceto a cápsula polissacarídica, a qual não foi corada, é vista como um halo claro ao redor da parede da levedura.

PROVA DA FILAMENTAÇÃO

OBJETIVOS

1. Executar a técnica de filamentação de leveduras.

2. Visualizar a morfologia das leveduras.

3. Visualizar a pseudo-hifa e os esporos (propágulos) produzidos pelas leveduras.

INTRODUÇÃO

Este método deve ser realizado quando se necessita de estudo morfológico detalhado das leveduras; desta maneira, é utilizado na identificação das mesmas.

Através desta técnica será possível o estudo das características da célula vegetativa das leveduras, como também da formação de pseudo-hifas e dos esporos por multiplicação vegetativa (clamidoconídio, artroconídio e blastoconídio).

MÉTODOS

Realizar a **Prova de filamentação** com as leveduras *Candida albicans*, *Saccharomyces cerevisiae*, *Rhodotorula* sp e *Trichospoorn beigelii*.

A técnica de **Prova de filamentação** é semelhante ao Microcultivo, é realizada na zona asséptica do bico de Bunsen, seguindo os itens:

a) Ter uma placa de microcultivo;

b) Fundir meio de cultura ágar-fubá com *tweem* 80;

c) Pipetar o meio de cultura sobre a lâmina da placa de microcultivo até cobri-la (cuidado para não formar bolhas);

d) Deixar solidificar;

e) Semear com uma alça em anel uma ou duas estrias finas das culturas de leveduras;

f) Umidecer o papel de filtro com água destilada estéril;

g) Incubar a 25-30ºC por 24-48 horas ou até cinco dias;

h) Retirar a lâmina da placa de microcultivo e visualizar ao microscópio óptico comum em aumento de 100 a 400 vezes.

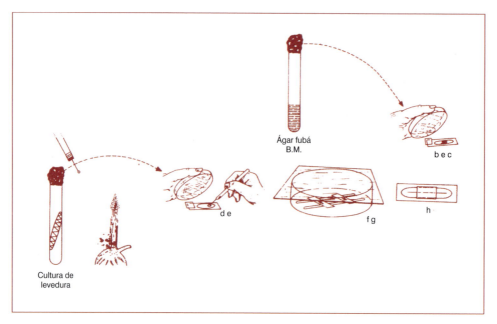

Figura 13.8 – *Técnica de filamentação de leveduras.* Fonte: Lacaz et al., 2002.

RESULTADOS E INTERPRETAÇÕES

Resultados

Nesta preparação pode-se observar leveduras em brotamento, pseudo-hifas, blastoconídios, clamidoconídios e artroconídios. Visualizar, esquematizar e identificar as estruturas das leveduras presentes nas lâminas.

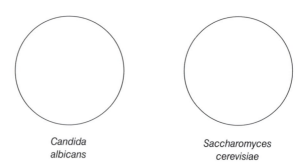

Candida albicans

Saccharomyces cerevisiae

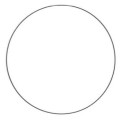

Rhodotorula sp   *Trichosporon beigelii*

Interpretações

Através da microscopia podem-se identificar pseudo-micelio, células de reprodução assexuada por brotamento (blastoconídios), células de reprodução por fragmentação de hifas (artroconídios) e clamidoconídios que são células de resistência formada pelo espessamento da parede celular. Segue abaixo as principais características de cada levedura visualizada.

- *Candida albicans:* presença de pseudo hifa e algumas vezes hifas verdadeiras com blastoconídio e clamidoconídio terminal.

- *Saccharomyces cerevisiae:* levedura em brotamento e raramente apresenta pseudo-hifa.

- *Rhodotorula* sp: leveduras circulares ou ovais e ocasionalmente possuem pseudo-hifa.

- *Trichosporon beigelii:* possui pseudo hifa, hifa verdadeira, blastoconídio e artroconídio.

REVISÃO DO CAPÍTULO

Questões a serem exploradas

1. Realize comparação entre microscopia eletrônica de dois fungos filamentosos com a sua lâmina visualizada.

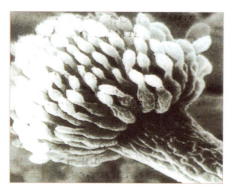

Figura 13.9 – *Microscopia eletrônica – fungo filamentoso.* Fonte: Pelczar, 1997.

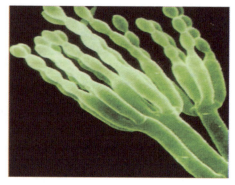

Figura 13.10 – *Microscopia eletrônica – fungo filamentoso.* Fonte: Pelczar, 1997.

2. Cite o nome das estruturas esquematizadas a seguir e sugira o nome de um fungo que apresente estas características.

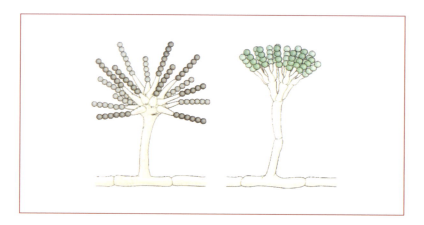

3. Quais são os tipos de reprodução realizada pelos fungos? Por que a reprodução assessuada é importante na identificação desses microorganismos.

4. Explique como se origina a estrutura visualizada a seguir e qual sua função?

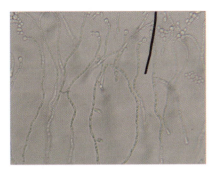

5. Cite o nome das estruturas visualizadas nesta fotografia e explique como se originaram?

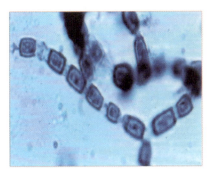

14

Cultivo de fungos

OBJETIVOS

1. Realizar técnicas de semeadura de fungos em meio de cultura líquido e sólido.
2. Analisar o crescimento fúngico nos meios de cultura inoculados.
3. Visualizar as características macromorfológicas dos fungos.
4. Verificar as necessidades nutricionais dos fungos.

INTRODUÇÃO

As exigências nutritivas dos fungos são semelhantes às das bactérias quimiorganotróficas: necessitam de uma fonte carbono e nitrogênio, água, sais minerais e fatores de crescimento. Porém, quanto aos fatores ambientais, estes diferem-se na exigência à tensão de oxigênio, pois a maioria é aeróbia, sendo alguns anaeróbios facultativos. Quanto à temperatura, a maioria é mesófila, preferindo 25 a 30ºC. O teor de umidade tem grande importância no crescimento dos fungos.

Em meio sólido, o crescimento do micélio dos fungos filamentosos, geralmente é circular, enquanto em meio líquido, quando submergido e com agitação, o micélio forma enovelados miceliais (pellets), devido a necessidade de oxigênio.

Alguns fungos apresentam dimorfismo quando cultivados a temperatura ambiente e a 37ºC, como por exemplo *Paracoccidioidis brasiliensis*, que a 25ºC cresce como bolor (filamentoso) e a 37ºC, cresce como levedura.

MÉTODOS

As normas de procedimento de semeadura dos fungos seguem as descritas no capítulo referente ao cultivo de bactérias.

Técnica de semeadura de fungos em meio de cultura líquido

Semear as culturas da levedura *Candida* sp e do bolor *Aspergillus* sp, separadamente, em dois tubos de Saboraud líquido, utilizando a alça em anel para levedura e a alça em "L" para o bolor.

Composição do meio Saboraud dextrose líquido (SDL):

Dextrose 40g

Peptona 10g

Água .... 1.000 mL

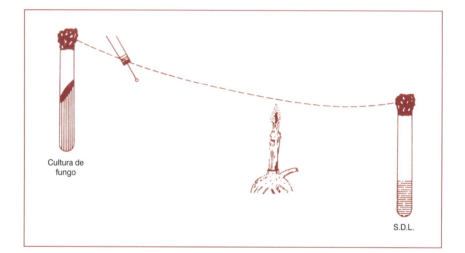

Técnica de semeadura de fungos em meio de cultura sólido inclinado

Inocular as culturas da levedura *Candida* sp e do bolor *Aspergillus* sp, separadamente, em dois tubos contendo meio Saboraud sólido inclinado (SDA), sendo que a levedura deverá ser inoculada com a alça em anel fazendo estrias na superfície de ágar, e o bolor com alça em "L", colocando-se um fragmento da colônia no centro da superfície de ágar.

A composição do meio Saboraud dextrose-ágar (SDA) é semelhante à citada anteriormente acrescentando 15g de ágar.

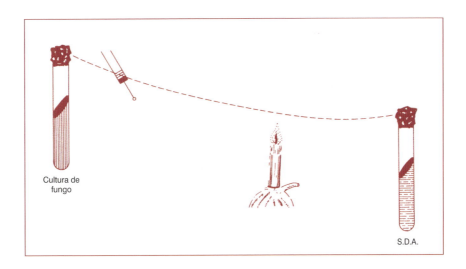

Técnica de semeadura de fungo filamentoso em meio de cultura sólido em placa

Utilizar o método de esgotamento quando se necessita obter colônias isoladas e, a técnica da colônia gigante para análise macroscópica (colônia) do fungo.

Técnica da colônia gigante

Semear pequena porção da cultura de *Aspergillus* sp com a alça em "L", no centro da superfície do SDA, a qual deve ficar bem aderida ao meio de cultura.

Repetir o experimento para os fungos filamentos *Penicilium* sp, *Rhizopus* sp e *Fusarium* sp.

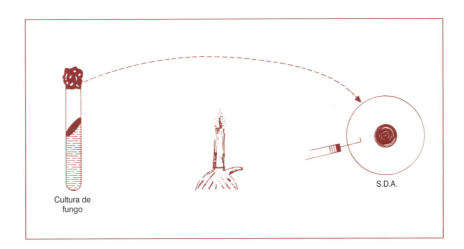

Técnica de semeadura de levedura em meio de cultura sólido em placa

Para analisar as características das colônias de levedura, pode-se utilizar a técnica da colônia gigante ou de esgotamento, sendo que esta também é usada para isolamento de colônia por meio de cultura pura ou mista.

Técnica de esgotamento

Semear a cultura de *Candida albicans* na superfície da placa de Saboraud dextrose-ágar, seguindo as considerações descritas no capítulo 6, referente a cultivo de bactérias.

Repetir o experimento para as leveduras *Saccharomyces cerevisiae*, *Rhodotorula* sp e *Trichosporon beigelii*.

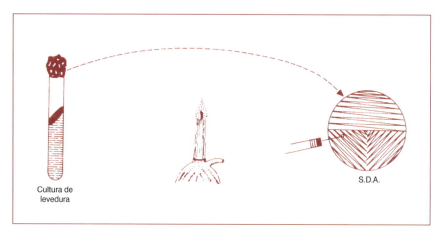

Condições de incubação

Após a inoculação, os fungos deverão ser incubados em tensão de oxigênio ambiente e na temperatura de 25 a 30°C.

O período de incubação para as leveduras semeadas no experimento é de 24-48 horas e do fungo filamentoso é entre 48 horas a cinco dias.

RESULTADOS E INTERPRETAÇÕES

Resultado da semeadura de fungos em meio de cultura líquido

Para realizar a leitura dos resultados desta técnica devem-se observar os seguintes itens:

- *Distribuição de crescimento no meio de cultura*: pode ter crescimento uniformemente distribuído (nitidamente turvo); crescimento confinado à superfície do meio como uma espuma ou filme (película); ou crescimento acumulado como sedimento que pode ser granular ou viscoso.

- *Odor*: pude ser pútrido, aromático, ou desprezível.

Registrar os resultados no quadro a seguir:

Itens analisados	Levedura	Fungo filamentoso
Distribuição de crescimento		
Odor		

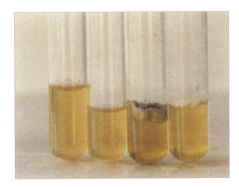

Figura 14.1 – *Fungos em meios de cultura líquido. Os dois tubos da esquerda foram inoculados com leveduras e apresentam turvação, os dois tubos da direita foram inoculados com fungos filamentosos e apresentam película na superfície.*

Interpretações

O meio líquido utilizado neste experimento propicia um bom desenvolvimento de fungo filamentoso e levedura, pois é rico em dextrose. Foi observado que a levedura realizou turvação do meio, mostrando que é anaeróbia facultativa, e o fungo filamentoso se desenvolveu somente na superfície, pois é aeróbio.

Resultados do crescimento do fungo em meio de ágar inclinado

Para avaliar a leitura dos resultados desta técnica deve-se observar os seguintes itens:

- *Consistência da massa de crescimento da levedura:* pode ser butírica ou de consistência semelhante à de manteiga, facilmente removível com a alça; viscosa ou mucoide; seca ou quebradiça.

- *Aspecto do crescimento do fungo filamentoso*: a colônia pode ser cotonosa (aspecto de algodão), pulverulenta (como talco ou farinha), granulosa (como areia fina), velutina (aveludada), glabros (membranosa e/ou coriácea), lanosa (lã).

- *Cromogênese ou pigmentação:* pode ser branca, creme ou com diferentes pigmentos.

Observar estas características e anotar no quadro a seguir.

Itens	Levedura	Fungo filamentoso
Consistência da massa de crescimento/aspecto		
Cromogenese ou pigmentação		

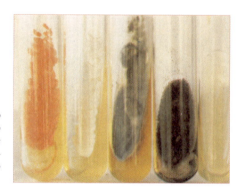

Figura 14.2 – *Fungos em meio de cultura sólido inclinado. O tubo da direita está com um meio estéril (Sabouraund), os tubos centrais são fungos filamentosos e os dois tubos à esquerda são leveduras. Todos apresentam diferentes aspectos e pigmentações.*

Interpretações

Neste experimento observa-se uma grande diferença quanto ao aspecto das colônias de levedura e de bolor, sendo que a de leveduras é semelhante a de bactérias, isto é, a maioria é cremosa (butirica) e a de bolor tem características macroscópicas bem diferentes, como já descritas.

Resultado do crescimento do fungo filamentoso em meio de cultura sólido em placa

Verificar as características das colônias quanto aos itens descritos a seguir e anotar na tabela. Contudo, é essencial observar as características do reverso das colônias quanto a pigmentação, a presença de dobras ou a outras características.

- *Tamanho das colônias:* normalmente são de tamanho médio a grande.
- *Bordos da colônia:* os bordos das colônias podem ser inteiros, ondulados ou denticulados.
- *Topografia:* pode apresentar dobras, sulcos, etc.
- *Cromogênese ou pigmentação:* pode apresentar diversas pigmentações.

- *Forma:* as colônias podem ser circulares ou irregulares.
- *Aspecto:* as colônias podem apresentar característica cotonosa (aspecto de algodão), pulvurulenta (aspecto de farinha ou talco), granulosa (aspecto de areia fina), velutina (aveludada), glabros (aspecto membranoso ou coriáceo), lanosa (aspecto de lã).
- *Velocidade de crescimento:* pode ser lento, médio ou rápido.

Características da superfície da colônia	*Aspergillus* sp	*Penicilium* sp	*Rhizopus* sp	*Fusarium* sp
Tamanho da colônia				
Bordos da colônia				
Topografia do verso e anverso				
Cromogênese do verso e anverso				
Forma				
Aspecto				
Velocidade de crescimento				

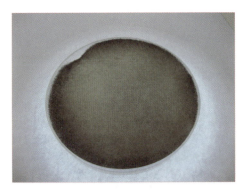

Figura 14.3 – *Fungo filamentoso – Rhizopus sp inoculado em placa de Saboraud (técnica da colônia gigante).*

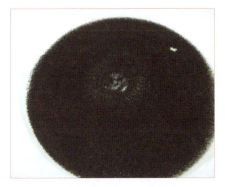

Figura 14.4 – *Fungo filamentoso – Aspergillus sp inoculado em placa de Saboraud (técnica da colônia gigante).*

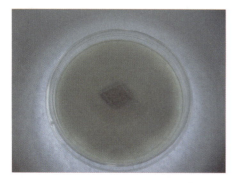

Figura 14.5 – *Fungo filamentoso – Fusarium* sp *inoculado em placa de Saboraud (técnica da colônia gigante).*

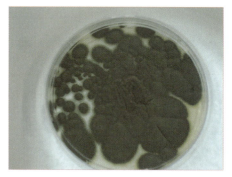

Figura 14.6 – *Fungo filamentoso – Penicillim* sp *inoculado em placa de Saboraud (técnica da colônia gigante).*

Interpretações

O meio de cultura Ágar Sabouraud dextrose tem alto teor de glicose e apresenta pH em torno de 5,8, os quais atuam como agentes seletivos para fungos. Neste meio, foi possível observar que as colônias de fungos filamentosos analisadas nesse capítulo, apresentam características macromorfológicas diferentes, as quais são importantes na identificação dos fungos. Todos os fungos filamentosos analisados apresentaram velocidade de crescimento rápido, pois levaram cerca de 3 a 5 dias para atingirem a fase de crescimento exponencial ou log e formarem colônias. As características dos fungos filamentosos analisados nesse capítulo são:

- *Aspergillus* sp: colônia aveludada ou cotonosa ou granulosa. No início é de cor branca, podendo tornar-se amarela, verde, marrom ou negra. O reverso da colônia é branco amarelado ou marrom.

- *Penicilium* sp: colônia, inicialmente, apresenta coloração branca, tornando-se verde acinzentada, com bordos branco e com aspecto pulvurulento. O reverso da colônia pode ser branco, vermelho ou marrom.

- *Rhizopus* sp: colônia com consistência cotonosa, no início tem pigmentação branca e depois torna-se cinza ou marrom amarelado. O reverso da colônia é branco.

- *Fusarium* sp: colônia de crescimento rápido com micélio aéreo denso, geralmente branco e cotonoso, frequentemente desenvolve uma coloração rosa ou violeta no centro com bordas claras. Algumas espécies permanecem com colônias brancas ou beges. O reverso das colônias é de cor clara.

Resultado de crescimento da levedura em meio de cultura sólido em placa

Verificar as características das colônias das leveduras quanto aos itens descritos a seguir e anotar na tabela.

- *Tamanho das colônias:* podem variar desde 5 a 10 mm de diâmetro, consideradas de tamanho médio a grande.
- *Bordos da colônia:* podem ser inteiros, ondulados ou ciliados. A grande maioria das colônias das leveduras apresenta bordos inteiros.
- *Topografia de superfície:* pode apresentar dobras, sulcos, etc. A maioria das colônias das leveduras apresenta elevação convexa lisa.
- *Cromogênese* ou *pigmentação:* pode apresentar diversas pigmentações.
- *Forma:* as colônias podem ser circulares ou irregulares.
- *Consistência:* as colônias podem apresentar aspecto cremoso (butírico), mucoide ou seco.
- *Velocidade de crescimento:* pode ser lento, médio ou rápido.

Características da colônia	Candida albicans	Saccharomyces cerevisiae	Rhodotorula sp	Trichosporon beigelii.
Tamanho				
Bordos				
Topografia de superfície				
Pigmentação				
Forma				
Consistência				
Velocidade de crescimento				

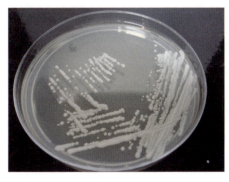
Figura 14.7 – *Levedura – Candida sp inoculada em placa de Saboraud (técnica de esgotamento).*

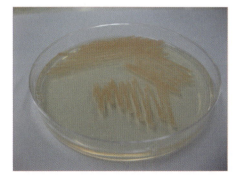
Figura 14.8 – *Levedura – Rodotorulla sp inoculada em placa de Saboraud (técnica de esgotamento).*

Interpretações

Neste meio, as colônias leveduriformes, em geral, apresentam tamanho médio, são circulares, convexas, bordas lisas, consistência pastosas ou cremosas (butíricas) e apresentam pigmentos de diferentes tonalidades. As características das leveduras analisadas nesse capítulo são:

- *Candida albicans* e de *Saccharomyces cerevisiae:* pigmentação branca amarelada (creme) e de consistência cremosa.

- *Rhodotorula* sp: possuem pigmentação rosa ou coral, podendo ser laranja vermelha ou amarela e, é de consistência cremosa.

- *Trichosporon beigelii:* inicialmente apresentam coloração creme e de consistência macia (cremosa) depois torna-se amarela acinzentada e de consistência seca.

Todas as leveduras analisadas apresentaram velocidade de crescimento rápido, pois levaram cerca de 24 a 48 horas para atingirem a fase de crescimento exponencial ou log e, formarem as colônias.

De acordo com os resultados obtidos foi possível observar detalhadamente as diferenças macromorfológicas entre uma levedura e um bolor.

REVISÃO DO CAPÍTULO

Questões a serem exploradas

1. Os fungos utilizados nos experimentos podem ser patogênicos, causar respostas alérgicas ou manifestações de intoxicações alimentares induzidas por micotoxinas. Faça uma relação entre os fungos e as manifestações clínicas citadas nessa questão.

2. Pesquise sobre a atuação de *Saccharomyces cerevisiae* e *Rhodotorula* sp na produção de alimentos.

3. Sabemos que a levedura *Candida albicans* é um fungo oportunista. Mostre quais são os fatores predisponentes que levam o indivíduo a desenvolver candidiase e descreva a manifestação clínica dessa doença.

4. Faça um gráfico de curva de crescimento dos fungos.

15

Investigação da atividade metabólica de fungos

OBJETIVOS

1. Comprender o metabolismo de carboidratos das leveduras.

2. Descrever alterações produzidas pelas leveduras nos meios de cultura.

3. Interpretar as provas de fermentação realizadas por leveduras.

4. Interpretar as provas de assimilação de fontes de carbono e nitrogênio e de outras reações bioquímicas realizadas por leveduras.

INTRODUÇÃO

Os fungos são seres eucarióticos heterotróficos quimiorganotróficos, e seu metabolismo é semelhante ao descrito para bactérias heterotróficas quimiorganotróficas. Na respiração, o fungo pode realizar a oxidação da glicose, processo essencial para obtenção de energia, sendo, nessas condições, a via da hexose monofosfato responsável por 30% da glicólise. Sob condições anaeróbicas, a via clássica usada pela maioria das leveduras é a de Embden-Meyerhof, que resulta na formação de piruvato. Estudos de fermentação e assimilação de carboidratos pelas leveduras são de grande valia para sua identificação.

Neste capítulo analisam-se as funções metabólicas de leveduras, observando-se a fermentação dos carboidratos (Zimograma), com a produção de ácidos orgânicos e CO_2, a verificação da assimilação de fonte de carbono e de nitrogênio (Auxonograma) e a Hidrólise da ureia que determina a presença da enzima urease.

MÉTODOS

Prova de fermentação dos carboidratos - Zimograma

Semear *Candida albicans* na série de carboidratos que compõe o Zimograma (glicose, sacarose, lactose, galactose e maltose), utilizar a alça em anel e realizar todos os requisitos mencionados em capítulos anteriores sobre manipulação de cepas de micro-organismos. Repetir o experimento para as leveduras *Saccharomyces cerevisiae*, *Rhodotorula* sp e *Trichosporon beigelii*.

Composição do Meio

Peptona .... 0,5 g

Extrato de levedura .... 0,5 g

Água destilada .... 100 mL

Carboidrato 2g

Púrpura de bromocresol 0,018g

Água destilada .... 1000 mL

Indicador de pH: púrpura de bromocresol

Ácido: amarelo, pH- 5,2

Neutro a básico: púrpura, pH – 6,8

Condições de incubação

Após a semeadura das respectivas leveduras incuba-se a temperatura ambiente de 25° a 30°C por até 5 dias.

Prova de assimilação de fontes de carbono e nitrogênio – Auxonograma

Assimilação de fontes de carbono

Preparar uma suspensão de *Candida albicans* em 1mL de água destilada esterilizada, sendo a turvação correspondente ao tubo 5 da escala de Mac Farland e inocular em meio quimicamente definido (Meio Wickerhans para fonte de carbono) em profundidade (*pour plate*). Após solidificação colocar discos de papel contendo os carboidratos (glicose, maltose, sacarose, galactose e lactose). Repetir o experimento para as leveduras *Saccharomyces cerevisiae*, *Rhodotorula* sp e *Trichosporon beigelii*.

Assimilação de fonte de nitrogênio

Preparar uma suspensão de *Candida albicans* em 1mL de água destilada esterilizada, sendo a turvação correspondente ao tubo 5 da escala de Mac Farland e inocular em meio quimicamente definido (Meio Wickerhans para fonte de nitrogênio) em profundidade (*pour plate*). Após solidificação, colocar discos de papel contendo as fontes de nitrogênio (peptona, ureia, asparagina, sulfato de amônia e nitrato de potássio).

Repetir o experimento para as leveduras *Saccharomyces cerevisiae, Rhodotorula* sp e *Trichosporon beigelii.*

Condições de incubação

Após a semeadura das respectivas leveduras incuba-se a temperatura ambiente de 25° a 30°C por 24 a 48 horas.

Prova de hidrólise da ureia

O princípio, as bases bioquímicas e a composição do meio de cultura Ureia Ágar Base foi descrito no capítulo de Investigação da Atividade Metabólica das Bactérias.

Semear *Candida albicans* com alça em anel, realizar estrias na superfície desse meio de cultura. Incubar a 25° a 30°C por 72 horas.

Repetir o experimento para as leveduras *Saccharomyces cerevisiae, Rhodotorula* sp e *Trichosporon beigelii.*

RESULTADOS E INTERPRETAÇÕES

Resultado do Zimograma

Observar a coloração do meio de cultura e a presença de bolhas no interior do tubo de Durhan, o qual encontra-se dentro de cada tubo de ensaio com meio de cultura. Na composição do meio de cultura contém o indicador púrpura de bromocresol que, ao realizar a viragem de pH neutro para pH ácido, ocorre a mudança de cor roxa para amarelo. Complete a tabela a seguir com os resultados obtidos da fermentação realizada por cada levedura inoculada no Zimograma.

Carboidratos	Candida albicans	Saccharomyces cerevisiae	Rhodotorula sp	Trichosporon beigelii
Glicose				
Lactose				
Galactose				
Maltose				
Sacarose				

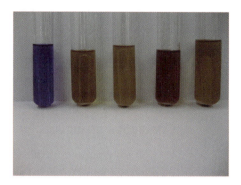

Figura 15.1 – *Zimograma – fermentação de carboidratos.*

Interpretações

A levedura que possui a capacidade de fermentar o respectivo carboidrato libera ácidos e CO_2 (gás), portanto há a viragem do indicador de pH e visualização de bolhas no tubo de Durhan. Esse teste é realizado para identificação de leveduras, podendo ser classificadas em espécies.

Resultado do Auxonograma

Observar a assimilação da fonte de carbono pela formação de halo de crescimento ao redor de cada disco de carboidrato, o mesmo deve ser realizado para cada fonte de nitrogênio. Complete a tabela a seguir com os resultados obtidos para cada levedura inoculada no Auxonograma.

	Candida albicans	*Saccharomyces cerevisiae*	*Rhodotorula sp*	*Trichosporon beigelii*
Fontes de carbono				
Glicose				
Lactose				
Sacarose				
Maltose				
Galactose				
Fontes de nitrogênio				
Peptona				
Ureia				
Asparagina				
Sulfato de amônia				
Nitrato de potássio				

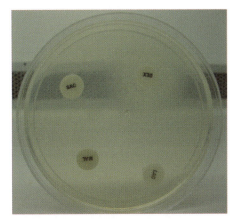

Figura 15.2 – *Auxonograma – assimilação de fontes de carbono.*

Interpretações

A levedura que possui a capacidade de assimilar a fonte de carbono/nitrogênio pode ser verificada pela presença do halo de crescimento ao redor de cada fonte. Esses testes são realizados para identificação de leveduras, podendo ser classificadas em espécies.

Resultado da hidrólise da ureia

Observar a hidrólise da ureia pela mudança de cor que ocorreu no meio de cultura.

Resultados	Cor do meio	Interpretação
Positivo	Rosa	Meio alcalino
Negativo	Amarelo	Ácido

Complete a tabela a seguir com os resultados obtidos para cada levedura.

Candida albicans	Saccharomyces cerevisiae	Rhodotorula sp	Trichosporon beigelii

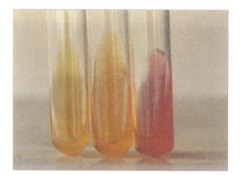

Figura 15.3 – *Teste de produção de urease. Da esquerda para a direita:*
1º tubo: contém meio estéril;
2º tubo: contém leveduras não produtoras de urease (amarelo);
3º tubo: contém leveduras produtoras de urease (rosa).

Interpretações

O teste positivo significa que a levedura possui a enzima urease, que hidrolisa a ureia em amônia, alcalinizando o meio e, ocorrendo a viragem do indicador de pH vermelho de fenol, o qual apresenta a cor amarela em pH ácido e a cor rosa em ph alcalino. Esse teste também pode ser utilizado na identificação de leveduras.

REVISÃO DO CAPÍTULO

Questões a serem exploradas

1. Faça um quadro que diferencie o metabolismo das bactérias e dos fungos.

2. Descreva sobre a relação entre cepas recombinantes de *Saccharomyces cerevisiae* e o processo biotecnológico cervejeiro.

3. Idealize um organograma que tenha todas as etapas para a identificação de uma levedura, seu aspecto microscópico, característica de colônia e atividade metabólica.

4. Faça uma pesquisa sobre o papel da *Rhodotorula* sp na recuperação ambiental do solo.

5. Pesquise porque *Trichosporon beigelii*, que é um agente etiológico de micose superficial, pode causar uma micose sistêmica.

16

Cultivo de bacteriófagos

OBJETIVOS

1. Realizar cultura de bacteriófagos.

2. Visualizar a atuação de bacteriófagos sobre as bactérias parasitadas.

3. Realizar análise qualitativa e quantitativa de uma cultura de bacteriófagos.

INTRODUÇÃO

Bacteriófagos, ou simplesmente fagos, são vírus que infectam bactérias, são parasitas intracelulares obrigatórios, têm forma complexa, apresentando estruturas especializadas como *cabeça poliédrica* onde se localiza o ácido nucleico, o qual pode ser de DNA ou RNA, de fita dupla ou simples; *bainha da cauda* retrátil, de modo que o genoma possa se mover da cabeça do fago para o citoplasma da célula hospedeira; *placa basal* e *fibras da cauda*, as quais fixam o fago a sítios receptores específicos na parede celular de uma bactéria hospedeira susceptível. Os *fagos líticos* são virulentos e destroem a bactéria hospedeira e os *fagos temperados* apresentam *lisogenia*, uma relação estável e duradoura entre o fago e seu hospedeiro, onde o ácido nucleico do fago se torna incorporado ao ácido nucleico da célula hospedeira e, nem sempre realizam o ciclo lítico. A replicação dos fagos nas bactérias hospedeiras ocorrem por adsorção, penetração, síntese, maturação e liberação.

A replicação do fago e a determinação do número de fagos pode ser descrito por uma *Curva de Replicação*, que normalmente é baseada em observações das bactérias infectadas por um fago em culturas de laboratório. A curva de replicação de um fago inclui um *período de eclipse*, que se estende da penetração à biossíntese, durante este período os vírus maduros não podem ser detectados nas células hospedeiras; *o período de latência* que se estende da penetração até a fase de liberação dos fagos, ele é mais longo e inclui o período de eclipse. O número de vírus por célula hospedeira infectada aumenta após o período de eclipse.

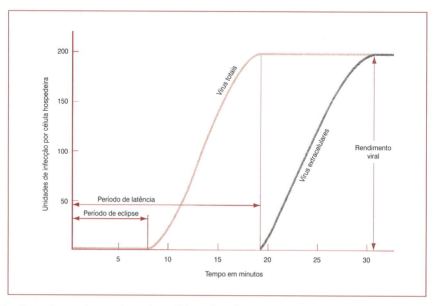

Figura 16.1 – *Curva de crescimento de um bacteriófago. O período de eclipse representa o tempo após a penetração até a biossíntese de fagos maduros. O período de latência representa o tempo após a penetração até a liberação de fagos maduros. O número de vírus por célula infectada é a produção viral ou a magnitude da eclosão viral.* Fonte: Black, 2002.

MÉTODOS

Este método tem por finalidade estimar o número de fagos presentes em uma amostra através do *Ensaio de Placa*. Para tal deve-se realizar uma suspensão de fagos com grande número de partículas virais.

Diluições seriadas são preparadas e, uma amostra de cada diluição é inoculada em uma placa contendo uma camada de bactérias susceptível. O objetivo é obter uma diluição que permita que somente um fago infecte uma bactéria. Como resultado da infecção, novos fagos são produzidos tomando-se por base cada célula bacteriana infectada, lisando a célula. Estes fagos então infectam as células susceptíveis vizinhas e as lisam. Após a incubação e alguns ciclos de lise, a camada de bactéria mostra áreas claras chamadas de *placas*. Para realizar esta técnica deve seguir os passos descritos a seguir:

1º passo: A partir de uma suspensão de bacteriófagos em meio de cultura, preparar uma série de diluições dos fagos em 10 tubos contendo 4,5 mL de caldo nutriente. Identificar os tubos de ensaio como diluição do fago (10^{-1}) sucessivamente até (10^{-10}). Em seguida pipetar 0,5 mL do filtrado contendo fago no primeiro tubo, agitar muito bem e retirar 0,5 mL desta diluição e adicionar no tubo 2 (10^{-2}) proceder assim até completar os 10 tubos (10^{-10}).

Meio de cultura:

Peptona – 10g

Extrato de carne – 3 g

Extrato de levedura – 5 g

NaCl – 2,5 mL

Fosfato de potássio monobásico – 8 g

Água destilada – 1000 mL

2º passo: Adicionar 0,5 mL da diluição de fago 10^{-1} e 0,5 mL de *E.coli* em um tubo de ágar mole liquefeito (caldo nutriente com 7.5 g de ágar/1000 mL). Repetir para todos os outros tubos e, utilizar uma pipeta para cada tubo, misturar muito bem, sem deixar formar bolhas.

3º passo: Colocar o conteúdo de cada tubo de ágar mole em uma placa de meio de cultura Ágar Nutriente, previamente identificada com as respectivas diluições que irão receber. Após derramar o conteúdo, agitar em movimentos rotatórios antes da solidificação do ágar. Proceder de maneira similar até que as 10 diluições dos fagos tenham sido semeadas nas placas. Incubar a 35ºC por 24h.

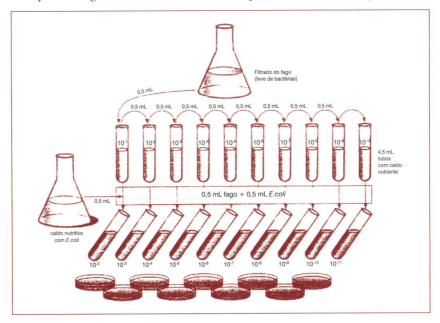

Figura 16.2 – *Cultivo de bacteriófago.*

RESULTADO E INTERPRETAÇÃO

Resultado

Observar atentamente cada placa do meio de cultura Ágar Nutriente inoculado e, naquelas que apresentarem entre 30 a 300 placas, realizar a contagem. Realizar a contagem das *Unidades Formadoras de Placas* e anotar na tabela abaixo:

Diluição do fago	Número de placas de lise
10^{-2}	
10^{-3}	
10^{-4}	
10^{-5}	
10^{-6}	
10^{-7}	
10^{-8}	
10^{-9}	
10^{-10}	
10^{-11}	

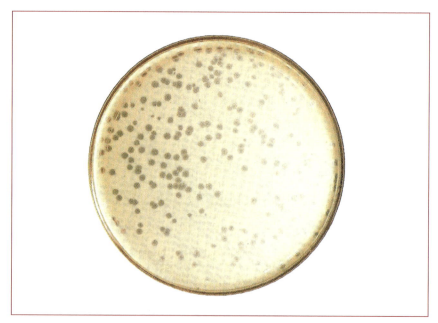

Figura 16.3 – *Placas (zonas claras) são formadas em locais onde os fagos lisaram a célula bacteriana.* Fonte: Pelczar, 1997.

Interpretações

As *placas* representam áreas onde os vírus lisaram as células hospedeiras. Nos locais onde não tem *placas*, houve a multiplicação de bactérias não infectadas, as quais formaram uma camada de crescimento denso.

Cada *placa* deve representar a progênie de um fago infectivo. Assim, através da contagem do número de *placas* e da multiplicação deste pelo fator de diluição, pode-se estimar o número de fagos em mililitro de suspensão. Algumas vezes, contudo, dois fagos ficam dispostos tão perto um do outro que eles formam uma placa única. E nem todos os fagos são infectivos. Por isso, a contagem do número de placas se aproximará, mas não será exatamente igual, ao número de fagos infectivos na suspensão. Por esta razão, estas contagens são referidas como unidades formadoras de placas (UFP) e não como número de fagos.

REVISÃO DO CAPÍTULO

Questões a serem exploradas

1. Descrever as características estruturais dos vírus e mostrar a função de cada componente.

2. Esquematizar a estrutura de um bacteriófago e comparar com os tipos morfológicos de vírus que parasitam célula eucariótica.

3. Realizar uma pesquisa dos agentes semelhantes aos vírus: viroides, virusoides e príons.

4. Diferenciar um fago lítico de um fago lisogênico.

5. Comparar a replicação de um fago com a replicação de um vírus que parasita células eucarióticas.

17

Métodos rápidos automatizados para identificação de bactérias e fungos

OBJETIVOS

1. Descrever técnicas rápidas/automatizadas para a identificação de bactérias e leveduras.

2. Realizar inoculação de testes para a identificação rápida de bactérias e leveduras.

3. Identificar bactérias por detecção de antígenos ou anticorpos.

INTRODUÇÃO

Os micro-organismos podem ser identificados por características fenotípicas ou genotípicas, sendo necessário utilizar-se cultura pura antes de proceder à identificação.

Na análise de características fenotípicas deve ser realizada observação macro e micromorfológica da colônia, como também de características fisiológicas e bioquímicas, descritas em capítulos anteriores. Também podem ser pesquisados os antígenos na célula dos micro-organismos, como antígenos capsulares, antígenos de parede celular e antígenos flagelares. Em análise genotípica pesquisam-se os ácidos nucleicos (DNA ou RNA) por diferentes técnicas.

Técnicas fenotípicas

Meios EPM (Escola Paulista de Medicina) e MILi (Motilidade, indol e lisina)

O EPM MILI (PROBAC do Brasil) contém sete reações bioquímicas, sendo indicado para identificação das bactérias da Família *Enterobacteriaceae*, quando considerados com os resultados da reação de fermentação da lactose, observada nas placas de isolamento.

Sistema miniaturizados de identificação microbiana

- API

O sistema Api (bioMérieux) apresenta-se sob a forma de galerias com microtubos contendo substratos desidratados, os quais são hidratados pela adição de uma suspensão de micro-organismos a ser identificados. Após incubação o resultado é obtido pela leitura da cor/turvação das reações ocorridas nos mi-

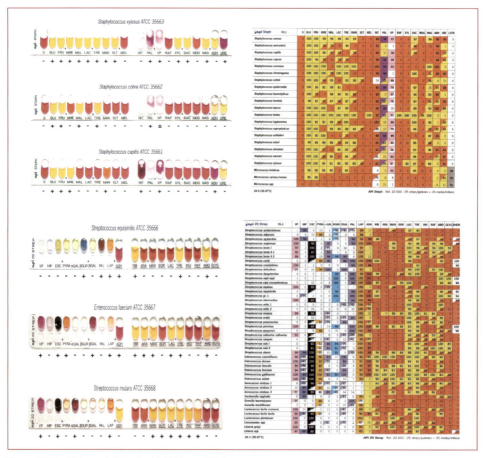

Figura 17.1 – *Sistema Api.* Fonte: bioMérieux, 2009.

crotubos. Trata-se de uma versão miniaturizada dos testes bioquímicos convencionais. O fabricante fornece folhas de trabalho para registro dos resultados visuais das reações, que, em seguida, são convertidas em número, obtendo-se um perfil numérico. A identificação é obtida consultando-se o catalogo analítico do fabricante ou o software de interpretação. Possui galerias para identificação de bactérias Gram-positivas e Gram-negativas e leveduras. Abrange 15 sistemas de identificação, com cerca de 600 espécies diferentes.

- Enterotube II

O sistema Enterotube II (Becton Dickinson) é composto por um tubo plástico contendo 12 compartimentos com substratos. A inoculação de uma cultura pura de micro-organismo é realizada com a remoção da tampa plástica de uma extremidade que contém o filamento inoculador. Em seguida, realiza-se um toque da ponta do filamento inoculador na colônia e o recoloca no tubo, atravessando todos os compartimentos, passando, assim, o inóculo da ponta da alça para cada um dos compartimentos. Após a incubação, as reações de cor podem ser interpretadas visualmente, anotadas numa folha de trabalho e convertidos em perfil numérico, a ser verificado nos catálogos de identificação.

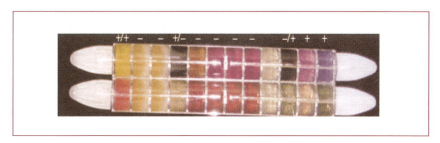

Figura 17.2 – *Enterotube II.* Fonte: Trabulsi et al, 2008.

Sistemas automatizados

- MiniApi

O sistema Mini Api (BioMérieux) é uma versão do sistema Api, composto por um densitômetro que padroniza o inóculo, o qual é distribuído numa galeria contendo poços com substratos liofilizados. Após incubação, a unidade de processamento de informações faz a leitura e interpretações dos resultados. Esse sistema assemelha-se ao ATB Expression, possui a capacidade de identificar bactérias, leveduras e de realizar testes de sensibilidade a antimicrobianos, mas sem a capacidade de armazenar e gerar dados estatísticos.

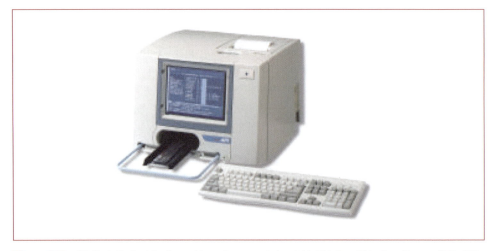

Figura 17.3 – *MiniApi*. Fonte: http://www.biomerieux.com.br/servlet/srt/bio/brazil/dynPage?open=BRZ_CLN_PRD&doc=BRZ_CLN_PRD_G_PRD_CLN_10&pubparams.sform=1&lang=pt_br

- ATB Expression

O sistema ATB Expression (BioMérieux) utiliza metodologia de colometria e de turbidez para analisar e interpretar os resultados obtidos nas inoculações de seus painéis de identificação. É um sistema semi-automatizado que através de um software analisa as leituras feitas pelo densitômetro e libera os resultados. São possíveis diversos tipos de análises estatísticas, bem como a detecção de anormalidades e correção de resultados que necessitam de interpretações específicas. A interpretação também pode ser feita através de observação visual dos painéis. Possui diversos painéis, sendo utilizados para identificação de bactérias e leveduras.

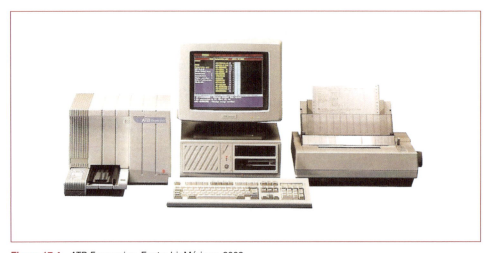

Figura 17.4 – *ATB Expression*. Fonte: bioMérieux, 2009.

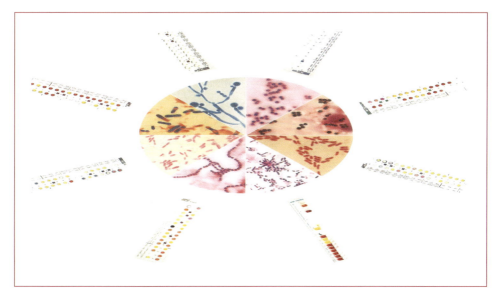

Figura 17.5 – *ID 32C*. Fonte: bioMérieux, 2009.

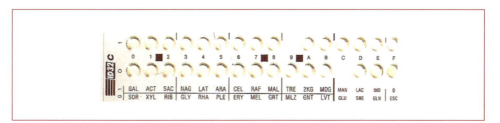

Figura 17.6 – *ID 32C*. Fonte: bioMérieux, 2009.

- VITEK

O sistema VITEK (BioMérieux) automatiza todas as etapas necessárias para a realização dos testes de identificação, usando as cartas VITEK. É composto por um suporte de enchimento/selador, um incubador/leitor, um computador e uma impressora. O suporte de enchimento/selador permite a inoculação das cartas em alguns minutos. O incubador/selador simultaneamente incuba e lê as cartas, e tem uma capacidade que varia entre 32 e 480 cartas, consoante com o modelo do aparelho. Esse sistema emprega a metodologia de turbidez para a análise dos resultados. A identificação bacteriológica é feita pelo computador, que processa e interpreta os resultados. O equipamento também pode efetuar testes de sensibilidade de micro-organismos frente a antimicrobianos. Mais de 330 espécies microbianas podem ser identificadas devido a uma base de dados otimizada e às novas cartas de identificação colorimétrica VITEK 2.

O computador com o programa VITEK gera continuamente as operações em curso, memoriza os valores, trata e interpreta os resultados.

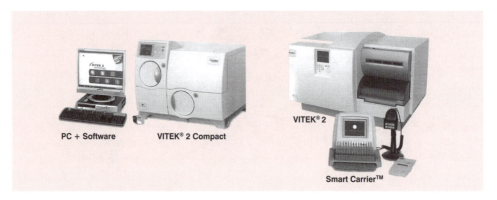

Figura 17.7 – *VITEK*. Fonte: bioMérieux, 2009.

- BBL Crystal ID System

O sistema ID BBL Crystal ID System (Becton Dickinson) é um método de identificação miniaturizado que utiliza substratos fluorogênicos e cromogênicos convencionais modificados. Identifica mais de 100 espécies de bactérias Gram-positivas e mais de 130 Gram-negativas fermentadoras e não-fermentadoras da glicose. O Kit é composto por 20 testes, cada teste é composto por uma tampa, uma base e 1 tubo com fluido para inoculação. Uma suspensão de microorganismos é colocada em cada uma das cavidades depostas na base da unidade. A tampa então é alinhada com a base e adaptada, fechando a mesma e o inóculo, juntamente com o liquido BBL Crytal, reidrata os substratos, iniciando as reações do teste. Após a incubação, as reações são examinadas com o auxílio do transiluminador BBL Crystal conforme as mudanças colorimétricas. Essa leitura é convertida em um perfil numérico, o qual é analisado pelo codificador BBL Crystal Electronic instalado num microcomputador, a fim de se obter a identificação.

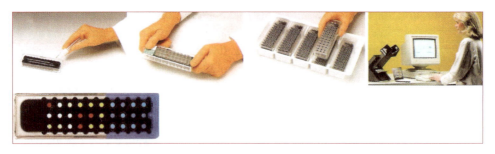

Figura 17.8 – *BBL Crystal ID System*. Fonte: Interlab, 2009.

- RapID™ Systems

O sistema RapID™ Systems (OXOID - REMEL) é um método miniaturizado que realiza identificação enzimática de micro-organismos incluindo bactérias Gram-positivas e Gram-negativas, como também leveduras. O Kit é composto por 20 testes, sendo a incubação aeróbia para todos, o resultado é obtido em 4h, a leitura é fácil por guia de cores impresso, possui software de leitura para todos os Kits. Realiza testes complementares para sistemas automatizados com micro-organismos fastidiosos.

- Bactray

O sistema Bactray (Laborclin) é composto por 3 conjuntos de provas bioquímicas, denominados Bactray I, II e III, sendo destinado à identificação bioquímica de bacilos Gram-negativos oxidase negativa, fermentadores da glicose ou não e bacilos Gram-negativos não fermentadores com oxidase positiva. Cada conjunto é composto por um suporte de poliestireno descartável que contém 10 compartimentos para execução das provas bioquímicas. As colônias (18-24 horas) de bactérias Gram-negativas são provenientes de meios de isolamento adequados.

Após a inoculação e incubação é calculado o código para interpretação em manual computadorizado ou programa de identificação com o software adequado a cada conjunto.

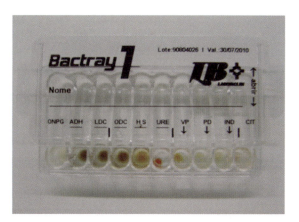

Figura 17.9 – *Bactray.*

- Biolog GN Microplate

O sistema Biolog GN Microplate (Biolog) consiste de uma placa de microtitulação com 96 cavidades, contendo 95 diferentes fontes de carbono em presença de um indicador redox (tetrazólio), para comprovar a capacidade dos micro-organismos utilizarem (oxidarem) um ou mais dos substratos desidratados. Se os substratos forem oxidados pela bactéria inoculada, ocorre um aumento da respiração nas células durante a oxidação, ocasionando uma redução do corante incolor, que se torna púrpura. Os poços são codificados conforme o perfil metabólico das bactérias e comparados com os perfis que estão armazenados no banco de dados, identificando-se, assim, o micro-organismo.

- Bioscan diagnóstica

É constituído por galerias de açúcares e reagentes para identificação de bactérias Gram-positivas e Gram-negativas. Todos os Kits acompanham software para identificação, armazenamento e relatórios de resultados.

- SARAMIS – Spectral ARchive And Microbial Identification System

O sistema SARAMIS – Spectral ARchive and Microbial Identification System (Shimadzu Biotech) espectometria de massa realiza identificação de micro-organismos usando MALDI-TOF (Matrix Assisted Laser Desorption Ionization-Time-of-Flight). Realiza a identificação de bactérias e fungos. Para o teste utiliza-se uma colônia do micro-organismo, a qual é transferida para o alvo MALDI. As células podem ser transferidas diretamente no alvo e imobilizadas imediatamente após a adição de 1 mL Matrix (10 mg / mL de ácido 2,5-di-hidroxibenzoico em água / acetonitrila (1:1) com 0,03% de ácido trifluoroacético). A análise pode ser realizada utilizando um simples e linear MALDI-TOF espectrômetro de massa com o laser de nitrogênio (337 nm). O intervalo de aquisição de dados é de m / z = 2.000 a 20.000. Após o nivelamento, a correção de linha de base e as etapas de pico de detecção podem ser transferidas diretamente ao SARAMIS software. No SARAMIS software pode ser analisado e comparado com o padrão e identificados.

Detecção imunológica dos micro-organismos

Os métodos imunológicos são usados como ferramentas diagnósticas para identificação de micro-organismos devido à especificidade da ligação antígeno-anticorpo. A detecção de antígenos e anticorpos é útil, quando o agente etiológico é difícil ou impossível de ser isolado/cultivado (por exemplo, sífilis, toxoplasmose) ou quando uma infecção prévia necessita ser documentada (por exemplo, para estabelecer uma infecção estreptocócica como causa de febre reumática ou de uma glomerulonefrite aguda). A detecção de anticorpos dirigidos contra antígenos microbianos no soro de um paciente fornece evidência da presença de uma infecção atual ou anterior, por um patógeno específico.

Esses métodos de identificação são frequentemente rápidos, bem como têm especificidade e sensibilidade favoráveis. As técnicas frequentemente utilizadas são imunodifusão, aglutinação, imunofluorescência, ELISA, fixação de complemento, neutralização e radioimunoensaio.

Técnicas genotípicas

Detecção de DNA ou RNA microbiano

Um método altamente específico para a detecção de micro-organismos envolve a identificação de seu DNA ou RNA em uma amostra. A estratégia básica é detectar uma sequência relativamente pequena de bases nucleotídicas de DNA ou RNA (a sequência-alvo). Isso é realizado por hibridização com uma sequência complementar de bases, conhecida por sonda. Nas bactérias, sequências de DNA que codificam sequências de RNA ribossomal 16S (rRNA) são comumente utilizadas como alvos porque cada micro-organismo contém múltiplas cópias de seu gene rRNA, o que aumenta a sensibilidade do ensaio.

Os métodos para detecção de DNA ou RNA microbiano podem ser: hibridização direta e métodos de amplificação usando a reação em cadeia da polimerase ou uma de suas variações.

- Método de hibridização direta – sonda genética

Este método usa uma sonda - um fragmento de DNA de fita simples, normalmente marcado com uma enzima, uma molécula fluorescente, uma marcação radioativa ou com alguma outra molécula detectável. A sequência de nucleotídeos da sonda é complementar ao DNA de interesse, denominado DNA-alvo. Para obter o DNA-alvo, um micro-organismo é cultivado, o qual depois é lisado para liberar seu DNA. O DNA de fita simples, produzido por desnaturação alcalina do DNA de fita dupla, é primeiramente ligado a um suporte sólido como uma membrana de nitrocelulose. As fitas de DNA imobilizadas tornam-se disponíveis para a hibridização com a sonda marcada, específica do micro-organismo. A sonda livre é removida por lavagem do filtro e a hibridização é medida pela retenção da sonda marcada nele. O uso direto de sondas de ácidos nucleicos geralmente requer uma quantidade substancial de DNA microbiano.

- Método de amplificação

As técnicas que empregam a amplificação de ácidos nucleicos, como a reação em cadeia da polimerase (PCR), têm uma grande vantagem em relação à detecção direta com sondas de ácidos nucleicos, porque os métodos de amplificação possibilitam que sequências-alvo específicas de DNA ou RNA do micro-organismo seja amplificada milhões de vezes sem a necessidade de se cultivar o micro-organismo por um longo período. Os métodos de amplificação são sensíveis (frequentemente para menos de 10 micro-organismos), muito específicos para o organismo-alvo.

As técnicas de amplificação de ácidos nucleicos são geralmente rápidas, fáceis e precisas. Seu principal uso é para a detecção de micro-organismos que não podem ser cultivados *in vitro*. Além disso, elas são úteis na detecção de orga-

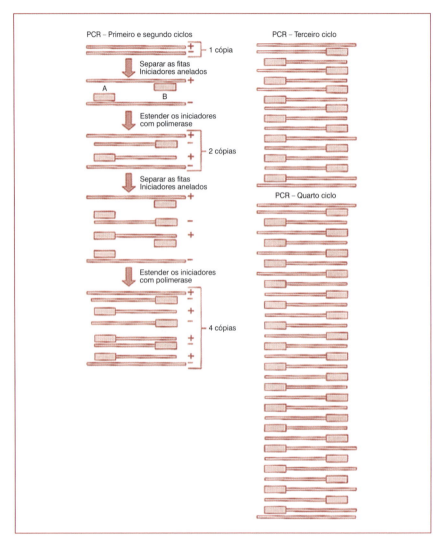

Figura 17.10 – *Reação em cadeia da polimerase – PCR.* Fonte: Murray, 2006.

nismos que necessitam de um meio de cultivo complexo ou cultura de células e/ou tempos prolongados de incubação. As sequências amplificadas são detectadas por uma variedade de métodos, por exemplo, por eletroforese em gel de agarose ou por blotting do produto em uma membrana como um filtro de nitrocelulose, seguido por hibridização com sonda (como descrito anteriormente). Métodos de detecção mais recentes capturam as sequências-alvo amplificadas em uma canaleta, usando uma fita de DNA complementar anteriormente fixada à superfície da canaleta.

- MicroSEQ^R Microbial Identification System (AB applied biosystems)

Sistema integrado de sequenciamento de DNA para identificação genotípica de bactérias e fungos. Resultados em 5 horas a partir da cultura até a identificação.

- resDNASEQ™CHO – Residual Quantitation System (AB applied biosystems)

Primeiro sistema integrado de PCR em Tempo Real, inclui ensaio TaqMan, master mix, DNA padrão de célula CHO, equipamento e software. Os resultados são obtidos em menos de 5 horas.

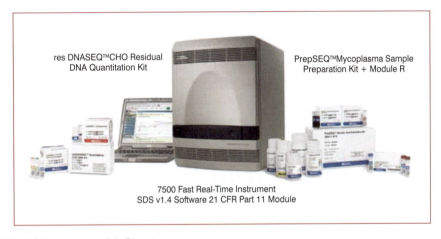

Figura 17.11 – *PCR em tempo real da Biosystems.*

- Bax^R System

O sistema automatizado Bax^R System (DU PONT) realiza identificação de bactérias, bolores e leveduras por detecção de DNA – metodologia por PCR. Realiza um a 96 testes simultaneamente.

- RIBOPRINTER^R System (DU PONT)

O sistema RIBOPRINTER^R System realiza identificação e tipificação molecular de bactérias por ribotipagem (hibridização/Southern Blot) – RNA ribossômico. O sistema permite a identificação de 219 gêneros de bactérias e mais de 1440 espécies e sorotipos. A identificação é feita em cerca de 8 horas.

MÉTODOS

Realização do cultivo em EPM-MILI

O meio EPM é uma modificação do meio de Rugai e Araújo e contém os seguintes testes: produção de gás por fermentação de glicose, produção de H_2S, hidrólise de ureia e desaminação do triptofano. O meio MILI é utilizado para avaliar a motilidade, produção de indol e descarboxilação da lisina. A técnica deve seguir os seguintes passos:

1º passo: Tocar com a agulha esterilizada uma colônia isolada e inocular os 2 meios com *E. coli*, seguindo os procedimentos descritos do capítulo 6.

2º passo: Para realizar o cultivo no meio EPM, introduzir a agulha até o fundo do tubo e ao retirá-la semear a superfície do meio.

3º passo: O cultivo do MILI deve ser feito por picada central, introduzindo a agulha até o fundo do tubo.

4º passo: Incubar a 35°C com as tampas semi-rosqueadas e fazer a leitura após 18 a 24 horas.

Realização do cultivo em API 20C AUX

É um sistema de identificação de leveduras, o qual contém 20 cúpulas com substratos desidratados para efetuar 19 testes de assimilação. As cúpulas com um meio mínimo semi-gelosado são inoculadas com leveduras e estas crescem, apenas, se forem capazes de utilizar o substrato correspondente.

A leitura destas reações faz-se por comparação com os controles de crescimento e a identificação obtém-se consultando o Catálogo Analítico ou um sistema de identificação.

O kit é composto de 25 galerias API 20 C AUX, 25 caixas de incubação, 25 ampolas de API C Médium, 25 fichas de resultados e 1 folheto informativo e o Catálogo Analítico API 20 C AUX ou Sistema de identificação.

A composição da galeria API 20 C AUX está indicada na lista dos testes citados a seguir:

0	Nenhum
GLU	D-glucose
GLY	Glicerol
2KG	Cálcio 2 ceto-gluconato
ARA	L-arabinose
XYL	D-xilose
ADO	Adonitol
XLT	Xilitol
GAL	D-galactose

INO	Inositol
SOR	D-sorbitol
MDG	Metil D-glucopiranosídeo
NAG	N-acetilglucosamina
CEL	D-celobiose
LAC	D-lactose
MAL	D-Maltose
SAC	D-sacarose
TER	D-trealose
MLZ	D-melesitose
RAF	D- Rafinose

Os reagentes que estão inseridos são: API Suspension Medium 2 mL ou API NaCl 0,85% Médium, Meio Sabouraud, escala de McFarland Standard - escala 2 e RAT Médium (Riz Ágar Tween).

As galerias e meios conservam-se entre 2°-8°C dentro da embalagem até a data de validade. Quando for utilizá-las deve-se retirar da refrigeração algumas horas antes de iniciar o procedimento.

A seguir realiza-se os passos seguintes:

1° passo: Isolar os micro-organismos a serem identificados.

2° passo: Preparar as ampolas para o procedimento.

a) Abrir cuidadosamente as ampolas e colocá-las no suporte de proteção, segurando o conjunto verticalmente numa mão (tampa branca para cima) e fechar muito bem a tampa.

b) Cobrir com a falange do polegar a parte inclinada da tampa. Em seguida, pressionar com o polegar a parte inclinada da tampa com movimento para fora, para partir a extremidade da ampola que se encontra no interior da tampa.

c) Retirar a ampola do suporte de proteção de ampolas e conservar este suporte para uma futura utilização.

3° passo: Preparação da galeria.

a) Juntar fundo e tampa de uma caixa de incubação e distribuir cerca de 5 mL de água destilada ou desmineralizada [ou qualquer água sem aditivos ou derivados susceptíveis de libertarem gases (Exemplo: Cl_2, CO_2...)] nos alvéolos do fundo para criar uma atmosfera úmida.

b) Escrever a referência da estirpe/cepa na lingueta lateral da caixa.

c) Retirar a galeria da embalagem individual e colocá-la na caixa de incubação.

4º passo: Preparação do inóculo

a) Abrir uma ampola de AI Suspension Médium (2 mL) ou uma ampola de API NaCl 0,85% Médium (2 mL) como indicado no item de abertura de ampola, ou utilizar um tubo contendo 2 mL da mesma solução sem aditivo.

b) Com uma pipeta, colher/coletar uma fração de colônia por aspiração ou por toques sucessivos. Utilizar, de preferência, culturas recentes (18-24 horas).

c) Efetuar uma suspensão da levedura *C. albicans* de opacidade equivalente a 2 de McFarland. Esta suspensão deve ser utilizada imediatamente após a sua preparação.

d) Abrir uma ampola de API C Médium como indicado no item de abertura de ampola e distribuir cerca de 100 mL da suspensão anterior. Homogeneizar com a pipeta evitando a formação de bolhas.

5º passo: Inoculações da galeria

a) Encher as cúpulas com a suspensão obtida em API C Médium. Evitar a formação de bolhas colocando a ponta de pipeta ao lado da cúpula.

b) Ter o cuidado de criar um nível horizontal ou ligeiramente convexo, mas nunca côncavo. As cúpulas incompletas ou demasiadamente cheias podem causar resultados falsos positivos ou negativos.

c) Fechar novamente a caixa de incubação e incubar 48-72 horas (+/-6 horas) a 29ºC +/- 2ºC.

Detecção de antígenos e anticorpos: aglutinação

As reações de Aglutinação são reações semiquantitativas e as principais vantagens são o seu elevado grau de sensibilidade e a capacidade de avaliação visual no final da reação. Podem ser:

- *Aglutinação direta:* mede a habilidade dos anticorpos (Acs) aglutinarem diretamente micro-organismos específicos (bactérias e fungos). Os testes para detectar Acs específicos são realizados empregando-se diluições sucessivas de anti-soro na presença de uma quantidade constante de antígeno (Ag). Em geral, os resultados são expressos como título de anti-soro, isto é, a maior diluição em que ocorre aglutinação.

- *Aglutinação indireta ou passiva:* refere-se à aglutinação de células ou partículas inertes recobertas de Ags que são transportadores passivos de Ags solúveis. A grande variedade de Ags solúveis pode ser passivamente adsorvido ou quimicamente acoplado a eritrócitos ou a outras partículas inertes (látex). O látex e outras partículas podem ser recobertos tanto com Acs (para detecção de Ags) como com Ags (para detecção de Acs).

Técnica de aglutinação em placa

Identificar *Salmonella* sp por aglutinação, para isso colocar uma suspensão de células bacterianas em contato com o soro polivalente anti-Salmonella (PRO-BAC) em uma lâmina de aglutinação e realizar os passos seguintes:

1° passo: Preparar uma suspensão bacteriana bastante espessa, portanto deve suspender o crescimento bacteriano de *Salmonella* sp da superfície do meio EPM em 0,2 – 0,3 mL de salina.

2° passo: Utilizar soro Salmonella-polivalente (contém Acs contra antígenos O dos grupos A, B, C, D e E).

3° passo: Preparar uma suspensão bacteriana/soro na proporção de 1 gota do soro (PROBAC) e, em torno, da metade de 1 gota da suspensão bacteriana relatada no passo anterior.

4° passo: Misturar a lâmina de aglutinação de modo que a mistura suspensão/soro se desloque facilmente e continuamente. Manter a movimentação pelo menos por 1 a 2 minutos.

5°passo: Visualizar o resultado a olho nu ou levar a lâmina de aglutinação ao microscópio óptico comum.

Recomendações

Quando os resultados dos testes bioquímicos não forem condizentes com a aglutinação negativa ou fracamente positiva, deve aquecer a suspensão bacteriana em banho-maria fervente por 10 minutos, deixar esfriar e repetir a aglutinação. Este fato pode ocorrer devido aos soros anti-Salmonella serem soros anti-O e, portanto, podem não aglutinar culturas ricas em antígenos superficiais.

Melhores resultados são obtidos quando o soro e a suspensão bacteriana são misturados em proporções apropriadas. A gota de soro liberada pela conta-gota do frasco é de tamanho satisfatório e a uma gota de suspensão bacteriana deve ser de volume inferior ao da gota de soro (metade).

A suspensão bacteriana preparada em solução fisiológica deve ser suficientemente espessa para apresentar aspecto leitoso.

O Ag pode ser também representado por um pouco de crescimento bacteriano, colhido da superfície do meio de cultura com alça em anel. Qualquer que seja o Ag, este e o soro devem ser bem misturados para formar uma suspensão homogênea. São positivas as reações de aglutinação que ocorrem dentro de 2 minutos. Reações mais demoradas devem ser consideradas negativas.

A conservação do soro deve ser em geladeira (4° a 8°C).

RESULTADOS E INTERPRETAÇÕES

Resultados do cultivo em EPM-MILI

Registrar os resultados no quadro a seguir e comparar com a Tabela padrão PROBAC do Brasil:

Testes	Produção de gás	Produção de H_2S	Hidrólise da ureia	Desaminação do triptofano	Moti-lidade	Descarbo-xilação da lisina	Produção do indol
Resultados							

Interpretações do cultivo em EPM

- *Produção de gás*: Na fermentação da glicose por micro-organismos são produzidos ácidos, sendo um deles o ácido fórmico. A enzima hidrogenilase fórmica (formiase) desdobra o ácido fórmico (vide capítulo 8) em CO_2 e H_2. Esses gases são visualizados pelo aparecimento de bolhas ou rachaduras e/ou deslocamento do meio do fundo do tubo.

- *Produção de H_2S*: A enzima tiossulfato-redutase produzidas por micro-organismos age sobre o tiossulfato de sódio, produzindo H_2S, o qual é evidenciado através da reação com citrato férrico amoniacal, que originará sulfeto de ferro insolúvel de cor negra (vide capítulo 8). Esse produto é visualizado por enegrecimento do meio em qualquer intensidade.

- *Hidrólise da ureia*: A urease, produzida por micro-organismo desdobra a ureia em CO_2 e NH_3, o qual se dissolve sob forma de carbonato de amônia, alcalinizando o meio (vide capítulo 8). O resultado é visualizado pelo aparecimento de cor azul ou verde-azulada (reação fraca) que se estende para a base do meio, envolvendo-a totalmente ou não.

- *Desaminação do triptofano*: A enzima L-triptofano desaminase (LTD), produzida pelo micro-organismo promove a desaminação oxidativa do aminoácido L-triptofano. O resultado positivo é visualizado pelo aparecimento de cor verde-garrafa na superfície do meio. Quando a reação é negativa, a superfície do meio adquire cor azul ou raramente, amarela.

Interpretações do cultivo em MILi

- *Motilidade*: O micro-organismo móvel cresce além da linha de inoculação, turvando parcial ou totalmente o meio; ao passo que o micro-organismo imóvel cresce somente onde foi inoculada, deixando meio translúcido.

- *Descarboxilação da lisina*: A lisina descarboxilase, produzida pelo micro-organismo promove a remoção do CO_2 da lisina, produzindo uma amina (cadaverina) e alcalinizando o meio, que adquire a cor púrpura em todas a sua extensão (vide capítulo 8). Quando o aminoácido não é utilizado, o meio adquire a cor amarela nos seus dois terços inferiores.

- *Produção do indol*: Após leitura dos testes de motilidade e lisina, adicionar 3 a 4 gotas do reativo de Kovacs à superfície do meio e agitar levemente. A enzima triptofanase, produzida pelo micro-organismo age sobre triptofano, resultando na liberação do indol. Esta reação é evidenciada pela adição dos reativos de Kovacs (p-dimetilaminobenzaldeido), produzindo uma coloração vermelha (vide capítulo 8). Quando ocorre a produção do indol, o reativo adquire cor rosa ou vermelha. Quando não produz, o reativo mantém sua cor inalterada.

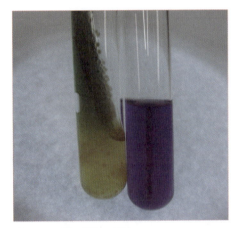

Figura 17.12 – EPM – MILI.

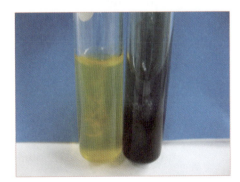

Figura 17.13 – EPM – MILI.

Resultados do cultivo em API 20C AUX

Leitura da galeria

Após 48 horas ou 72 horas de incubação (se os testes e, em especial, a glicose, não forem nítidos após 48 horas), observar o crescimento das leveduras comparando-as com a cúpula que serve de testemunho negativo. Uma cúpula mais turva que o testemunho indica uma reação positiva, anotar na ficha de resultados. Para evitar qualquer contaminação durante uma reincubação, retirar a tampa unicamente durante o período de leitura.

Teste morfológico

Determina a presença de hifas (micélio) ou pseudohifas (pseudomicélio) com o meio RAT [Riz Ágar Tween].

Colocar uma gota da suspensão de leveduras em meio RAT ou seguir as recomendações do fabricante. Este teste constitui o 21° teste da galeria. É considerado positivo quando evidencia hifa e pseudohifa.

Testes	GLU	GLY	2KG	ARA	XYL	ADO	XLT	GAL	INO	SOR	MDG	NAG	CEL	LAC	MAL	SAC	TRE	MLZ	RAF
Resultados																			

Interpretações do cultivo em API 20C AUX

A identificação é obtida por meio de um perfil numérico. Na ficha de resultados, os testes são separados por grupos de três e um valor 1, 2 ou 4 é indicado para cada um. Adicionado no interior de cada grupo dos números que correspondem às reações positivas, obtêm-se 7 algarismos que constituem o perfil numérico.

Identificação

É efetuada por meio da base de dados (V3.0) com o Catálogo Analítico onde se deve procurar o perfil numérico na lista dos perfis; ou a identificação é realizada com o sistema de identificação, introduzindo manualmente no teclado o perfil numérico de 7 algarismos.

Observação: A lista completa das espécies possíveis de identificar pelo sistema encontra-se no Quadro de Identificação no final do folheto informativo.

Resultados da detecção de antígenos e anticorpos: aglutinação

Registrar os resultados no quadro a seguir:

Resultado positivo (aglutinação)	Resultado negativo (ausência de aglutinação)

Interpretações da detecção de antígenos e anticorpos: aglutinação

O resultado positivo significa que houve a interação entre o Ag O das cepas bacterianas de *Salmonella* sp contidas na suspensão bacteriana com os Acs existentes no Soro Salmonella-polivalente somático, o qual contém Acs contra o Ag O das *Salmonella* sp dos grupos A, B, C, D, E. O resultado negativo significa que não houve a aglutinação, portanto não ocorreu a interação Ag/Ac.

A reação realizada foi de aglutinação direta, onde os anticorpos aglutinantes reagem diretamente com os antígenos presentes na superfície da célula bacteriana formando agregados visíveis ao microscópio. As reações antígenos-anticorpos são regidas por forças não co-valentes (forças de Van der Waals, ligações hidrofóbicas, interações eletrostáticas e pontes de hidrogênio), afinidade e avidez.

REVISÃO DO CAPÍTULO

Questões a serem exploradas

1. A interação de Acs com Ags constitui o fundamento de muitos imunoensaios utilizados para diagnósticos de infecções microbianas. Complete a tabela a seguir descrevendo o princípio de cada reação citada e dê um exemplo de infecção microbiana que pode ser diagnosticada pela reação correspondente.

Tipo de reação	Princípio das reações	Exemplos de infecções microbianas diagnosticadas
ELISA		
Radioimunoensaio		
Imunofluorescência indireta		
Imunodifusão simples		

2. Após estudar os sistemas miniaturizados de identificação microbiana descreva 2 fatores positivos e 2 negativos sobre a utilização destes sistemas.

3. O cultivo no meio EPM e no MILI foi realizado com *E. coli*. Faça uma simulação do comportamento da *Shigella dysenteriae* nestes meios de cultura após 18 a 24 horas de incubação a 35°C.

4. Pesquise dois micro-organismos (bactéria e fungo) que podem ser identificados por técnicas rápidas fenotípicas e genotípicas.

5. Compare uma identificação clássica fenotípica de um micro-organismo com uma técnica rápida.

Referências bibliográficas

Albini CA, Souza HAPHM. A validação de meios de cultura no laboratório de análises clínicas. Jornal SBAC. Junho, 2004.

Actor JK. Imunologia e Microbiologia. 1. ed. Rio de Janeiro: Elsevier, 2007. 184p.

Alcamo IE, Lawrence ME. Microbiologia. 1. ed. São Paulo: Roca, 2004. 105p.

Azevedo JL, Esposito E. Fungos – uma introdução à biologia, bioquímica e biotecnologia. 1. ed. Caxias do Sul: Edcs, 2004. 509p.

Barbosa HR, Torres BB. Microbiologia básica. 1. ed. São Paulo: Atheneu, 1999. 196p.

Bergoglio RM. Antibióticos. 1. ed. Córdoba, Ed. de La Universidade Nacional de Córdoba, 1975.

Bier O. Bacteriologia e Imunologia. 20. ed. São Paulo: Melhoramentos/Edusp, 1980.

Black JG. Microbiologia, fundamentos e perspectivas. 4. ed. Rio de Janeiro: Guanabara Koogan, 2002. 829p.

Borba CM, Armôa GRG. Biossegurança no laboratório de microbiologia. Microbiologia in foco. Revista da Sociedade Brasileira de Microbiologia. V. 1, n. 2. São Paulo: SBM, 2007.

Dawer BO, Dulbecco R. Microbiologia. 2. ed. São Paulo: Harper & Row do Brasil Ltda, 1979. vol. 1.

Gisllespie S. Diagnóstico microbiológico. 1. ed. São Paulo: Editorial Premier, 2006. 350p.

Gladwin M, Trattler B. Microbiologia Clínica. 4. ed. Porto Alegre: Artmed, 2010. 395p.

ISO/TS 11133-1. Thecnical Specification. Microbiology of food and animal feeding stuffs – Guidelines on preparation and production of culture media – Part 1: General guidelines on quality assurance for the preparation of culture media in the laboratory, 2009.

Jawetz E, Melnick JL, Adelberg EA. Microbiologia médica. 24. ed. Rio de Janeiro: McGraw-Hill Interamericana do Brasil ltda, 2009. 820p.

_____. Microbiologia médica. 16. ed. Rio de Janeiro: Guanabara Koogan, 1992.

Koneman EW, Allen SO, Dowell VL, Sommers HM. Diagnóstico microbiológico. 2. ed. São Paulo: Panamericana, 1989. 312p.

_____ & Roberts GD. Micologia Prática de Laboratórios. 3. ed. Buenos Aires: Panamericana, 1987.

Lacaz CS, Porto E, Martins JEC. Tratado de micologia médica. 9. ed. São Paulo: Sarvier, 2002. 1104p.

_____. Micologia Médica: fungos, actimomicetos e algas de interesse médico. 8. ed. São Paulo: Sarvier, 1991.

Larone DE. Medically important fungi. A guide to identification. 4. ed. Washington: Weill Cornell Medical Center, 2002. 409p.

Larpent – Larpent & Gourgand. Microbiologia Prática. 1. ed. São Paulo: Ed. Edgard Blucher Ltda., 1975.

Leite DS. Manual de aulas práticas – 2011. Disciplina BM382 – Microbiologia para o Curso de Ciências Biológicas. Campinas: Unicamp, 2011.

Lennette EH, Balows A, Hausler Jr. WJ, Shapomy HJ. Manual of clinical microbiology. 4. ed. Washington: American Society for Microbiology, 1985.

Levenson W, Jewetz E. Microbiologia Médica e Imunologia. 7. ed. Porto Alegre: Artmed, 2005. 632p.

Macfaddin JP. Pruebas bioquimicas para 1ª identificacion de bacterias de importancia clinica. 1. ed. Buenos Aires: Panamericana S.A., 1980. 301p.

Madigan M et al. Microbiologia de Block. 12. ed. Porto Alegre: Artmed, 2010. 1128p.

Minami PS. Micologia: métodos laboratoriais de diagnóstico das micoses. 1. ed. São Paulo: Manole, 2003. 199p.

_____. Técnicas micológicas, roteiro de aulas práticas. 3. ed. São Paulo, 1981.

Mins C, Dockrell HM, Goering RV, Roitt I, Wakelin D, Zuckerman M. Microbiologia médica. 3. ed. Rio de Janeiro: Elsevier, 2005. 709p.

Moura RA, Wada CS, Purchio A, Almeida TV. Técnicas de laboratório. 3. ed. Rio de Janeiro: Atheneu, 1987. 511p.

Murray PR, Rosenthal KS, Kobayashi GS, Pfaller MA. Microbiologia médica. 5. ed. Rio de Janeiro: Elsevier, 2006. 979p.

_____. Microbiologia médica. 6. ed. Rio de Janeiro: Elsevier, 2009. 948p.

Pelczar M, Reid R, Chan ECS. Microbiologia. São Paulo: Makron Books do Brasil, 1997, vol. 1. 523p.

_____. Microbiologia. São Paulo: Makron Books do Brasil, 1997, vol. 2. 517p.

Pelczar M, Reid R, Chan ECS. Microbiologia. São Paulo: McGraw-Hill do Brasil, 1980, vol. I.

Schaechter M, Ingraham J, Neidhardt FC. Micróbio uma visão geral. 1. ed. Porto Alegre: Artmed, 2010. 547p.

Schaechter M et al. Microbiologia. 3. ed. Rio de Janeiro: Guanabara Koogan, 2002. 641p.

Silva N et al. Manual de métodos de análise microbiológica da água. 2. ed. São Paulo: Livraria Varela, 2005. 164p.

_____. Manual de métodos de análise microbiológica de alimentos. 3. ed. São Paulo: Livraria Varela, 2007. 536p.

Silva A, Risso M, Ribeiro MC. Biossegurança em Odontologia e ambiente da Saúde. 2. ed. São Paulo: Icone, 2009. 262p.

Sounis E. Curso prático de microbiologia. 3. ed. Rio de Janeiro: Atheneu, 1989. 267p.

Stites DP, Abba IT, Tristam GP. Imunologia médica. 9. ed. Rio de Janeiro: Guanabara Koogan, 2000. 689p.

Tavarez W. Manual de Antibióticos. 1. ed. Rio de Janeiro: Atheneu, 1982.

Tortora GJ, Funke BR, Case CL. Microbiologia. 8. ed. Porto Alegre: Artmed, 2005. 894p.

Trabulsi LR, Alterthum F. Microbiologia. 5. ed. São Paulo: Atheneu, 2008. 760p.

Trabulsi LR, Toledo MRF, Silva NP. Microbiologia. 2. ed. Rio de Janeiro: Atheneu, 1989.

Índice remissivo

A

Abertura numérica, 10
Ação
  antimicrobiana de
    agentes
      físicos, 99-119
      químicos, 121-129
    antissépticos, 124
    desinfetantes, 125
  de sufarctante, 127
  microbiostática e microbicida, 99
Ácido(s)
  lipoproteicos, 12
  micólicos hidrofóbicos, 21
  sulfurídrico, teste de produção de, 93
  teicoicos, 12
Aeróbios petrifilm para
  contagem de, 47
Aeromonas sp., 82
Ágar, 32
  Müeller-Hinton, 134
  nutriente, 37
  sangue, 32, 53, 54, 55
ágar-fubá, 165
Agentes
  físicos, ação antimicrobiana, 99-119
  químicos

antimicrobianos
  antissépticos, 124
  desinfetantes, 123
  esterilizantes, 123
  modo de ação, 124
  resistência dos micro-organismos aos, 123
Aglutinação, 206
  em placa, técnica da, 207
Água fervente, 104
Álcool(is)
  acetona, preparação do, 17
  poli-hídricos, 71
Anabolismo, 69
Anaerobac, placa de, 64
Antibiograma, 131-145
  de bactérias realizado pelo método de
    difusão, resultado, 142
  métodos, 132
  para fungos, resultados, 143
  resultados e interpretações, 141
Anticorpos, detecção, 206
Antígenos, detecção, 206
Antissepsia, 121
Antissépticos, 121, 124
  ação antimicrobiana de, 124
Ar, remoção do, 105
Artroconídio, 153
Aspergillus sp., 155, 157, 158, 172

Assimilação de fonte(s) de
carbono, 182
nitrogênio, 182
ATB Expression, 196
Autoclave, 37
funcionamento, esquema mastrando, 106
modelos, 105
Auxonograma, 181, 182
assimilação de fonte de carbono, 185

B

Bacillus sp., 104
Bacilos, 7, 9
gram-negativos, 12, 13
gram-positivos, 12, 13
Bactérias, 7
aeróbias, 61
álcool ácido resistentes, 23
anaeróbias, 61
aerotolerantes, 62
cultivo de, 62
facultativas, 61
obrigatórias, 62
cultivo de, 41-59
métodos, 43
resultados e interpretações, 49
em meio de cultura
sólido em placa, 53, 55
thioglicolato de sódio, 67
não álcool ácido resistentes, 23
tipos morfológicos, principais, 8
Bacteriófagos, cultivo de, 187-191
Bacteriologia, colorações utilizadas em, 21-30
Bacterioscopia e coloração de Gram, 15-19
Bacteroides sp., 64
Bactray, 199
Barreira(s)
primárias, 3
secundárias, 3
BBL Crystal ID Sstem, 198
Beta hemólise, 55
BHI, ver *Bain Heart Infusion*
Bico de Bunsen, 36, 43
Biolog GN Microplate, 199
Bioscam diagnóstica, 200
Biossegurança
definição, 1

no laboratório de microbiologia, 1-6
métodos, 5
objetivos, 1
Borrellia, 27
Botão
macrométrico, 10
micrométrico, 10
Brain Heart Infusion(BHI), 32

C

Catalisador paládio, 62
Cabeça poliédrica, 187
Cabine(s)
de anaerobiose, 62
de segurança biológica, principais
características, 4, 5
Cadaverina, 86
Cadeias, 8
Calor, 101
seco, 103
úmido, 104
ação em vapor de pressão em culturas
bacterianas, 109
efeito sobre o crescimento
bacteriano, 109
Candida
albicans, 182, 182
sp., 141, 142
Canhão, 9
Capa do esporo, 25
Cápsula, coloração de, 163
Carboidratos
fermentação de, produtos finais de, 72
vias metabólicas de, 71
Carbono, fonte de, 71
Catabolismo, 69
Célula(s)
espiraladas, 8
vegetativa, 26
Ciclo de Krebs, 84
Cissiparidade, 42
Clamídias, 14
Clostridium sp., 64
Cocos, 7, 14
divisão
em dois planos, 8
em três planos, 9

em um plano, 8
em cachos, 9
Gram-positivos, 13
em correntes Gram-positivos, 13
Colônia, 42
Coloração(ões)
com lactofenol azul-algodão, 155
de bactérias ácido resistentes, 21
de cápsula, 163
de espiroqueta, 27
de esporos, 24
de Gram, 11, 19
bacterioscopia e, 15-19
de Ziehl-Neelsen, 21, 22, 24
utilizadas em bateriologia, 21-30
Complexo cristal violeta-iodo, 12
Comply, integrador químico, 111
Comprimento de onda, 10
Condensador, 9
Conidióforo
com vesícula e hifa septada, 152
em pincel, 152
Conídios, 157
Conjunto de filtração, 48
Controle
de micro-organismos, métodos para
agentes físicos utilizados no, 100
de qualidade, 38, 140
Corante(s)
de fundo, 17
de Gram, 11
de Ziehl Neelsen, 21
Córtex, 25
Cristal violeta
de Hucker, 16
solução de, 17
Cryptococcus
neoformans, 141
sp., 155
Cuba lavadora ultrassônica,
acondicionamento
dos instrumentos na, 108
Cultivo
de bactérias, 41-59
anaeróbias, 62
e verificação da atmosfera de
crescimento, 61-68
em jarra de anaerobiose, 65
jarra para, 64

de bacteriófagos, 187-191
métodos, 188
resultados e interpretação, 190
em API 20CAUX, 294
em EPNM-MILI, 204
Cultura
de fungos, 171-180
métodos, 172
resultados e interpretações, 174
mista, 42
pura, 42
Curva
de crescimento, 42
de replicação, 187, 188

D

D-arabinose, 21
D-galactose, 21
Desinfetantes, 123
ação antimicrobiana de, 125
Diacetila, 83
Diafragma íris, 9
Diplococos, 8
DNA, 187, 193
microbiano, detecção, 201

E

E. coli, 43
inoculada
em meio de cultura sólido em placa, 53
em petrifilm, 57
pela técnica pour-plate, 56
Eclipse, período de, 188
Embden-Meyerhof, via de, 71
Emtner-Doudoroff, via de, 71
Endósporo bacteriano, 25
Enerobacter sp., 82
Ensaio de placa, 188
Enterotube II, 195
Envelopes, 111
EPC (Equipamento de proteção coletivo), 2
EPI (Equipamento de proteção individual), 2
EPM-MILI (Escola Paulista de Medicina
Motilidade Indol Lisina), 194
cultivo em, 204

Equipamento(s)
de proteção
coletivo, 2
individual, 2
Escherichia sp., 79
Esfregaço a partir de
coloração de Gram, 16
material biológico, 16
meio de cultura
líquido, 15
sólido, 16
Espiroqueta
coloração de, 27
coradas pela técnica de
Fontana-Tribondeaux, 29
Ruy, 29
Esporo(s)
bacteriano, 25
capa do, 25
coloração, 27
inativação de, 102
parede do, 25
Estafilococos, 9
Esterilização por
calor, 101
filtração, 38, 107
tempo de, 105
Esterilizantes, 123
Estocagem, 38
Estreptococos, 8
Estudo microscópico de fungos,
preparação para, 155-169
Estufas, 103
Exósporo, 25

F

Fagos
líticos, 187
temperados, 187
Feixes cúbicos, 9
Fermentação
anaeróbia, 71
butilenoglicol, 81, 82
Filamentação, prova de, 165
Filmes transparentes, 112
Filtração, 106
Filtros de partículas de ar de alta
eficiência (HEPA), 106

Fita adesiva, técnica da, 157
Flambagem, 103
Fonte(s)
de carbono, 71
assimilação de, 182
de nitrogênio, 72
assimilação de, 182
Forno de Pasteur, 103
Fungo(s)
atividade metabólica de,
investigação da, 181-186
cultua de, 171-180
métodos, 172
resultados e interpretações, 174
em meio de cultua
líquido, 175
sólido, 176
estrutura e morfologia
microscópica de, 147-154
métodos, 148
resultados e interpretações, 149
filamentosos, 147
microcultivo de, técnica, 160
técnica de semeadura em meio de
cultura sólido em placa, 173
preparação para estudo
microscópico de, 155-169
coloração
com lactofenol azul-algodão, 155
de cápsula, 163
microcultivo, 159
prova da filamentação, 165
técnica da fita adesiva, 157
Fusarium sp., 173
Fusobaceterium sp., 64

G

Gama hemólise, 55
Gàspak, sistema, 63
Germinação, 25
Glicose OF (oxidação-fermentação),
teste da, 75, 76, 77

H

HEPA (filtro de partículas de ar de alta
eficiência), 106

Hidrocarbonetos, 71
Hidrólise de ureia, teste de, 95
Hifa(s), 147
  demácea, 152
  não septada espessa, rizoide e
esporangióforo, 152
  septada, 152
    delgada e macroconídio, 152
Hipoclorito de sódio, ação antimicrobina,
  técnica do experimento da, 125
Histoplasma capsulatum, 157

I

Identificação, 38
Incineração, 103
Incubação, 140
  condições de, 49, 174, 182
Indicadores
  biológicos, 117
    em tiras e ampolas, 115
  físicos, 116
  químicos, 117
Índice de refração, 11
Indol, teste de produção de, 91
Inibição, 99
Intervalo de confiança, 106
Investigação da atividade metabólica da(e)
  bactéria, 69-98
    método, 73
    resultados e interpretações, 97
  fungos, 181-186
    métodos, 182
    resultados e interpretações, 183

L

Lactofenol azul-algodão,
  coloração com, 155
Lactose, teste de, 73
Latência, período de, 188
Lente objetiva, 9
Leptospira, 27
Levedura(s), 147
  capsulada, 153
  corada
    com lactofenol azul algodão, 153

  por Gram, 153
  técnica de filamentação de, 166
Lisina descarbosilase
  broth, 87
  teste da, 86, 88
Lisogenia, 187
Lugol, 16
Luz, propriedades da,

M

Manital Sal Agar(MSA), 32
Mc Conkey, 33
  componentes, 36
Meio(s)
  ágar inclinado, crescimento da
    bactéria em, resultados, 50
  complexo, 32
  de citrato Simmons, 84
  de Clark e Lubs, 82
  de cultura
    preparação, acondicionamento e controle
      de qualidade dos, 31-39
    SIM, 94
  de enriquecimento, 33
  de identificação, 34
  de isolamento/plaqueamento, 34
  de manutenção, 33
  de ressuscitarão, 33
  de transporte, 33
  desidratado, 32
  formulado, 33
  líquido, 32
    crescimento da bactéria no meio,
      resultados, 49
    interpretações, 50
  pronto para uso, 32
  quimicamente definido, 32
  Saboraud dextrose-ágar, 172
  semi-sólido, 32
  Shahidi Ferguson Perpringes (SFP), 65
  sintético, 32
  sólido, 32
  crescimento da bactéria em, 52
  em tudo, crescimento de bactéria,
    resultado, 51
  Wickerhans, 182

Membrana filtrante, 48, 58
  poros das, tamanho, 107
Método(s)
  de amplificação, 201
  de difusão, 133
  de diluição, 133
  de Fontana-Tribondeaux, 27
  de hibridização direta, 201
  de Ryu, 27
  de Wirtz-Conklin, 24
  de Ziehl-Neelsen, 21
Micélio, 148
Micobactérias, estrutura da parede
  celular de, 22
Microcultivo, 159
Micro-organismos
  autotróficos
    fotolitotróficos, 70
    quimiolitotróficos, 70
  categorias, 3
  controle de
    mecanismos de ação dos agentes físicos
      usados no, 101
    métodos por agentes físicos
      utilizados no, 100
  detecção imunológica dos, 200
  fastidiosos, 31
  filtráveis, 107
  heterotróficos
    fotorganotróficos, 70
    quimiorganotróficos, 70
  resistência aos agentes químicos, 123
Microscopia
  de luz, 9
  óptica comum, 9
Microscópio
  binocular, 9
  óptico
    comum, 7
    composto, 10
Milipore, 48
Morfologia bacteriana, 7-14
  métodos, 12
  resultado e interpretações, 12
Morte, 99
  microbiana, fatores que interferem na, 122
  térmica, 101
MSA, ver Manitol Sal Agar

N

Nitroceluloe, 106
Nitrogênio, fonte de, 72

O

Óleo em imersão, ação, 11
Onda, comprimento de, 10
Oxidação
  aeróbia, 71, 73
  anaeróbia, 71, 73

P

P. aeruginosa, 127
Paracoccidioidis brasiliensis, 171
Parede
  celular de micobactérias, estrutura da, 22
  do esporo, 25
Penicilium sp., 159, 173
Pentose-fosfato, 71
Peptidoglicano, 18
Petrifilm para contagem de aeróbios, 47
Picagem profunda, 44
Placa(s)
  basal, 187
  de Anaerobac, 64
  de microcultivo, 161
  de Petri, 43
  Petrifilm AC, 49, 56
Poder de resolução, 10
Ponto de morte térmica, 101
Pour-plate, 46
Procedimento operacional padrão, 2
Proteína, 71, 72
Proteus sp., 44
  inoculada em meio de cultura sólido
    em placa, 53
Prova(s)
  bioquímicas, 70
  de assimilação de fontes de carbono de
    nitrogênio, 182
  de fermentação de carboidratos, 182
  de filamentação, 148, 165
  de hidrólise da ureia, 183

Pseudo-hifa, blastoconídio e clamidoconídio de levedura, 153

R

Radiação, 107
  ionizante, 108
  não ionizante, 108
  ultravioleta sobre crescimento bacteriano, técnica do experimento, 113
Radical(is)
  hidroxila, 62
  superóxido, 62
Reação em cadeia da polimerase, 202
  em tempo real da Biosystems, 203
Refração, 11
  índice de, 11
Resolução, poder de, 10
Respiração
  aeróbia, 71
  anaeróbia, 71
Rhizopus sp., 155, 159, 173
Rhodotorula sp., 182
Rickettsias, 14
Risco(s)
  biológicos, 1, 2
    símbolo, 2
RNA, 187, 193
  microbiano, detecção, 201

S

S. aureus, 45
  inoculada em meio de cultura sólido em placa, 55
S. epidermidis, 45
Sacharomyces cerevisiae, 155, 182
Safranina, preparação de, 17
Salmonella sp., 79
Sanitificação, 121
Sanitificantes, 121
Sarcina, 9
Secagem, 106
Segurança microbiológica, principais características das cabines de, 4
Semeadura, 47
SFP (*Shahidi Fergunson Perfrigens*), 65

Shigella sp., 79
SIM, ver Sulfeto Indol Motilidade
Símbolo de risco biológico, 2
Sistema(s)
  API, 194
  Attest de leitura rápida, 118
  automatizados, 195
  Gàspak, 63
  MiniApi, 194
  miniaturizados de identificação microbiana, 194
Solução
  de cristal violeta, 17
  de iodo, preparação, 16
Sonda genética, 201
Substâncias nitrogenadas, 72
Sufarctante, ação de, 127
Sulfeto Indol Motilidade (SIM), 32

T

Técnica(s)
  da aglutinação em placa, 207
  da fita adesiva, 157
  de antibiograma para
    bactérias, 134
    fungos, 138
  de colônia gigante, 173
  de cultivo
    de bactérias em meio de cultura
      líquido, 43
      sólido em placa, 44
      sólido inclinado, 44
    em placa, 46, 47
      resultado, 58
    em placa, 48
  de difusão, esquema de antibiograma, 136
  de esgotamento, 44, 52, 53, 174
  de filamentação de leveduras, 166
  de microcultivo de fungo filamentoso, 160
  de semeadura, 45
    de fungos em meio de cultura
      líquido, 172
      sólido inclinado, 172
    de levedura em meio de cultura
      sólido em placa, 174
  fenotípicas, 194

genotípicas, 201
pour-plate, 55
Tempo
  de duração, 101
  de esterilização, 105
  de morte térmica, 101
  de penetração, 101
    do vapor, 105
  de redução decimal, 101
Teste(s)
  bioquímicos, 73
    fonte
      de carbono, 73
      de nitrogênio, 86
  da fenilalanina desaminase, 89, 90
  da glicose, 77, 78
    OF (oxidação-fermentação), 75, 76, 77
  da lisina descarboxilase, 86, 88
  de citrato, 84, 85
  de hidrólise da ureia, 95
  de lactose, 73, 74
  de produção
    de ácido sulfídrico, 93
    de indol, 91
    de urease, 186
  de vermelho-de-metila, 79, 80
  de Vogues Proskauer, 81, 83
Tétrades, 8
THIO (Thioglicolato de sódio), 64
Thioglicolato de sódio (THIO), 64

Treponema, 27
Trichosporon beigelii, 182, 182
Triclosan, 127
Tubo, 9
Tyvek, 112

V

Vapor
  admissão do, 105
  exaustão do, 106
  sob pressão, 104
  tempo de penetração do, 105
Vibrações acústicas, 108
Violeta de Hucker, cristal de, 16
VITEK, 197
Vogues Proskauer, teste de, 81, 83

W

Wirtz-Conklin, método de, 24

Z

Zimograma, 181, 182
  fermentação de carboidratos, 184